T0130158

Psychosoziale Therapien bei schweren psychischen Erkrankungen

Uta Gühne

Ruth Fricke

Gudrun Schliebener

Thomas Becker

Steffi G. Riedel-Heller

Psychosoziale Therapien bei schweren psychischen Erkrankungen

Patientenleitlinie für Betroffene und Angehörige

2. Aufl. 2019

publiziert bei

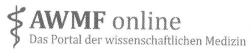

AWMF online
Das Portal der wissenschaftlichen Medizin

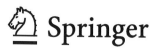
Springer

Dr. rer. med. Uta Gühne, Dipl.-Psych., Institut für Sozialmedizin, Arbeitsmedizin und Public Health (ISAP), Medizinische Fakultät der Universität Leipzig, Philipp-Rosenthal-Straße 55, 04103 Leipzig

Ruth Fricke, Mozartstraße 20b, 32049 Herford

Gudrun Schliebener, Otternbuschweg 21, 32051 Herford

Prof. Dr. med. Thomas Becker, Klinik für Psychiatrie und Psychotherapie II, Universität Ulm, Bezirkskrankenhaus Günzburg, Ludwig-Heilmeyer-Str. 2, 89312 Günzburg

Prof. Dr. med. Steffi G. Riedel-Heller, MPH, Institut für Sozialmedizin, Arbeitsmedizin und Public Health (ISAP), Medizinische Fakultät der Universität Leipzig, Philipp-Rosenthal-Straße 55, 04103 Leipzig

Erstellungsdatum: 10.12.2018

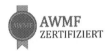

AWMF
ZERTIFIZIERT

Diese Patientenleitlinie ist die Patienten- und Angehörigenversion des ersten Updates der S3-Leitlinie „Psychosoziale Therapien bei schweren psychischen Erkrankungen", die in der Reihe S3-Praxisleitlinien in Psychiatrie & Psychotherapie federführend durch die Deutsche Gesellschaft für Psychiatrie und Psychotherapie, Psychosomatik und Nervenheilkunde (DGPPN) herausgegeben wurde. Zum Nachweis der wissenschaftlichen Belege gelten die dort aufgeführten Quellen (https://www.dgppn.de/leitlinien-publikationen/leitlinien.html).
Die Patientenleitlinie dient dazu, Informationen zu vermitteln und bereits bestehende Behandler-Patienten-Beziehungen zu unterstützen. Sie soll diese keinesfalls ersetzen.

AWMF-Registernummer 038-020

ISBN 978-3-662-58739-3   978-3-662-58740-9 (eBook)
https://doi.org/10.1007/978-3-662-58740-9

Die Deutsche Nationalbibliothek verzeichnet diese Publikation in der Deutschen Nationalbibliografie.

Springer
© DGPPN (Deutsche Gesellschaft für Psychiatrie und Psychotherapie, Psychosomatik und Nervenheilkunde), 2019

Umschlaggestaltung: deblik Berlin

Gedruckt auf säurefreiem und chlorfrei gebleichtem Papier

Springer ist Teil von Springer Nature
Die eingetragene Gesellschaft ist Springer-Verlag GmbH Germany
Die Anschrift der Gesellschaft ist: Heidelberger Platz 3, 14197 Berlin, Germany

Vorwort

Liebe Leserin, lieber Leser,

schwere und anhaltende psychische Erkrankungen sind oft mit vielfältigen Belastungen in den verschiedenen Lebensbereichen verbunden. Trotzdem gelingt den meisten Menschen mit schweren psychischen Störungen ein Leben in der Gemeinde. Eine Therapie ist für die meisten ständiger Begleiter.

Neben körperlichen Behandlungsmethoden (z. B. Medikamente) und psychotherapeutischen Verfahren (z. B. Verhaltenstherapie) nehmen psychosoziale Therapien eine bedeutende Rolle in der Behandlung und Begleitung psychisch schwer kranker Menschen ein. Psychosoziale Therapien zielen darauf ab, die Möglichkeiten der Betroffenen zu verbessern, in ihrer sozialen Umgebung zu leben und am gesellschaftlichen Leben teilzuhaben. So wird z. B. mit Hilfe arbeitsrehabilitativer Maßnahmen versucht, die Beschäftigungssituation der Betroffenen positiv zu beeinflussen. Eine gezielte Unterstützung beim Wohnen fördert die Unabhängigkeit der Betroffen in ihrem Lebensalltag. Trainingsansätze zur Förderung sozialer Fertigkeiten und Kompetenzen können zu einem sicheren Umgang mit anderen Menschen führen.

Diese Leitlinie für Patienten und Angehörige stellt ein Update der ersten Auflage aus dem Jahre 2014 dar. Leitlinien werden regelmäßig aktualisiert, weil in ihnen der aktuellste wissenschaftliche Stand zu bestimmten Behandlungsmöglichkeiten aufgezeigt wird. Die hier aufgeführten Informationen basieren auf wissenschaftlichen Befunden, die in der dazugehörigen Behandlungsleitlinie ausführlich beschrieben sind. Auch diese erfuhr jüngst ihre erste Überarbeitung. In ihr wird aufgezeigt, welche psychosozialen Behandlungsansätze wirksam und hilfreich sind. Änderungen gegenüber der Erstauflage finden sich in überarbeiteten Empfehlungen sowie in neu beschriebenen Interventionen, wie beispielsweise, den gesundheitsfördernden Interventionen und der Arbeit durch Genesungsbegleiter. Die vorliegende Information will zudem auf relevante Behandlungs-, Beratungs- und Versorgungsangebote innerhalb der deutschen Versorgungslandschaft hinweisen. Diese Information will auch dazu ermuntern, sich aktiv an der Behandlung zu beteiligen, Entscheidungsprozesse im Behandlungsverlauf aktiv mitzugestalten und erforderlichenfalls nach möglichen regionalen Therapieangeboten zu fragen.

Uta Gühne
Ruth Fricke
Gudrun Schliebener
Thomas Becker
Steffi G. Riedel-Heller

Leipzig, Herford und Günzburg
im Herbst 2018

Inhaltsverzeichnis[1]

---

[1] Die Anzahl der Sternchen hinter den einzelnen Therapieformen verdeutlicht die Stärke der Empfehlung (▶ Kap. 2).

Hintergrund

© Deutsche Gesellschaft für Psychiatrie und Psychotherapie,
Psychosomatik und Nervenheilkunde 2019
U. Gühne et al., *Psychosoziale Therapien bei schweren psychischen Erkrankungen*,
https://doi.org/10.1007/978-3-662-58740-9_1

1

1.1 An wen richtet sich diese Information?

Diese Patienteninformation richtet sich an **Menschen mit schweren und anhalten-
den psychischen Erkrankungen und deren Angehörige**. Demnach möchte diese
Broschüre Menschen mit verschiedenen psychischen Erkrankungen erreichen:
z. B. Menschen mit einer Schizophrenie oder einer anderen psychotischen Erkrankung, Menschen mit schweren affektiven Störungen wie einer Depression oder bipolaren Störung, Menschen mit einer schweren Angst- oder Zwangsstörung sowie
Menschen mit einer schweren Persönlichkeitsstörung. Angesprochen werden sollen
Menschen mit einer dieser Diagnosen, welche bereits über längere Zeit erkrankt
sind und welche durch die Erkrankung erhebliche Einschnitte in ihren Lebensalltag
erleben. Häufig erfahren die von einer schweren psychischen Erkrankung Betroffenen neben starken seelischen und psychischen Beschwerden zahlreiche Einschrän-
kungen in verschiedenen Lebensbereichen wie Familie, Ausbildung, Beruf, Wohnen
oder der Freizeit. Neben den erhöhten Risiken für soziale Isolation, Arbeitslosigkeit
und unbefriedigter Wohnsituation, finden sich in dieser Patientengruppe gleich-
falls erhöhte Risiken für eine finanzielle Not, für zusätzliche körperliche Erkrankungen oder begleitende Suchtprobleme. Auch die Angehörigen dieser schwer und
chronisch erkrankten Menschen sind mitunter großen zusätzlichen Belastungen
ausgesetzt. Gleichzeitig sind sie oft wichtige Stützpfeiler in der Behandlung und
sollen ebenfalls wichtige Informationen in dieser Broschüre finden.

1.2 Um welche Behandlungen geht es in dieser Information?

Diese Patienteninformation will wichtige psychosoziale Therapien vorstellen, deren Wirksamkeit in der Behandlung von Menschen mit schweren psychischen Erkrankungen untersucht wurde. **Psychosoziale Therapien** zielen hauptsächlich darauf ab, die persönlichen Möglichkeiten der Betroffenen, in ihrem eigenen sozialen
Umfeld zu leben und sich hier wohl zu fühlen, zu verbessern. Dies wird entweder
durch eine günstige Gestaltung der Umgebungsbedingungen erreicht oder dadurch, dass verschiedene Kompetenzen der Betroffenen, z. B. im Umgang mit sich
selbst und anderen in den verschiedenen Lebensbereichen erweitert werden. Psychosoziale Therapien zielen nicht allein auf eine Verbesserung der Krankheitszeichen, wie das beispielsweise durch eine medikamentöse Therapie beabsichtigt ist.
Vielmehr zielen sie darauf, die Betroffenen darin zu unterstützen und zu stärken,
sich in ihrem Leben und der Umwelt wieder eigenständiger, sicherer und zielge-
richteter zu bewegen und damit mehr Lebensqualität zu erlangen. Psychosoziale
Therapien werden neben den somatisch-medizinischen und den psychotherapeutischen Behandlungsmöglichkeiten auch als dritte Säule in der Behandlung psychischer Erkrankungen bezeichnet. Folgende Abbildung soll dies veranschaulichen
(◨ Abb. 1.1):

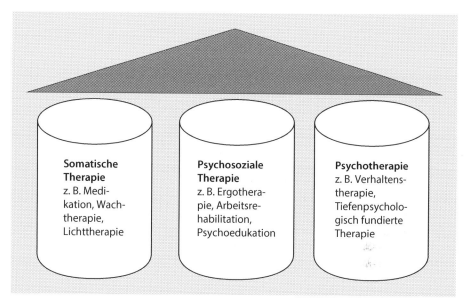

◘ **Abb. 1.1**   Behandlungsspektrum psychischer Störungen

1.3 Wie ist die vorliegende Patienteninformation aufgebaut?

Neben allgemeinen Informationen zu Beginn dieser Patienteninformation und einigen Worten dazu, wie diese Broschüre entstanden ist (▶ Kap. 2), werden in ▶ Kap. 3 Grundprinzipien und Ziele psychiatrischer Behandlung und Rehabilitation beleuchtet.

▶ Kap. 4 stellt quasi das Herzstück dieser Broschüre dar und gibt einen Überblick über psychosoziale Behandlungen. Dort wird über den aktuellen Stand der wissenschaftlichen Erkenntnisse zu psychosozialen Behandlungen schwerer psychischer Erkrankungen informiert. Gleichzeitig werden Behandlungsmöglichkeiten aufgezeigt. Nach einer Kurzbeschreibung der Behandlungsformen folgen jeweils die Empfehlungen und praktische Hinweise, wo in Deutschland diese Behandlungen vorgehalten werden, einschließlich relevanter weiterführender Adressen und Links. Die Empfehlungsstärke wird mit Hilfe kleiner Sternchen ersichtlich hervorgehoben (▶ Kap. 2). Die stärkste Empfehlung ist mit drei Sternen versehen.

Selbsthilfe stellt neben den professionellen Hilfen eine wesentliche Ergänzung innerhalb des Unterstützungsangebotes für Menschen mit psychischen Erkrankungen dar. In ▶ Kap. 5 werden verschiedene Ansätze vorgestellt.

Das psychiatrische Hilfesystem stellt sich für Patienten und Angehörige oft als recht unübersichtlich dar. Die Versorgungslandschaft ist von Bundesland zu Bundesland und von Landkreis zu Landkreis sehr unterschiedlich. Vielfach gibt es keine einheitlichen Bezeichnungen für vergleichbare Angebote. Umgekehrt stecken hinter identischen Be-

1

zeichnungen oft ganz unterschiedliche Dienste. ▶ Kap. 6 gibt eine grobe Übersicht über wichtige Elemente der psychiatrischen Behandlung und Versorgung von Menschen mit schwerer psychischer Erkrankung.

▶ Kap. 7 richtet sich ganz besonders an Angehörige psychisch kranker Menschen, welche im Verlauf besonderen Herausforderungen gegenüberstehen und von daher selbst oft Rat und Unterstützung benötigen. Schließlich werden in ▶ Kap. 8 mögliche Unterstützungsleistungen für die „kleinen" Angehörigen betrachtet. Denn auch die Kinder schwer psychisch kranker Menschen brauchen unter Umständen besondere Hilfen.

Im Anhang finden sich ein kleines „Wörterbuch" sowie eine Übersicht über die an der Entwicklung der Leitlinie beteiligten Organisationen und beratenden Wissenschaftler. Ganz am Ende haben Sie die Möglichkeit, Ihre Meinung zur vorliegenden Broschüre zu äußern.

Der Patientenratgeber möchte dabei unterstützen, im Gespräch mit Ärzten oder anderen Behandlern die „richtigen" Fragen zu stellen und dazu ermutigen, anstehende Behandlungsentscheidungen in Ruhe und nach Beratung mit den behandelnden Ärzten, anderen Behandlern und nahen Angehörigen zu treffen. Diese Patienteninformation kann allerdings nicht das Gespräch mit dem Arzt und allen anderen Behandlern ersetzen.

> **Allgemeine Hinweise**
> Diese Information richtet sich an Frauen und Männer. Der einfacheren Lesbarkeit halber haben wir an manchen Stellen allein die männliche Form verwendet.
> Da an der Behandlung und Versorgung schwer psychisch Erkrankter neben Ärzten und Psychotherapeuten viele weitere professionell Tätige anderer Berufung beteiligt sind, wird hier oft die Formulierung Behandler gewählt.
> ➲ Diese kleinen Pfeile, verweisen auf andere Stellen in der Patienteninformation, z. B. auf das Wörterbuch, in dem einzelne Begriffe näher erläutert werden.

Wie ist diese Patienten-information entstanden?

2

Grundlage für diese Patienteninformation ist die erste Überarbeitung der S3-Behandlungsleitlinie „Psychosoziale Therapien bei schweren psychischen Erkrankungen", die 2013 erstmals veröffentlicht und im Jahre 2018 aktualisiert wurde. Initiator und Herausgeber der Leitlinie ist die Deutsche Gesellschaft für Psychiatrie und Psychotherapie, Psychosomatik und Nervenheilkunde (DGPPN). Die DGPPN ist die größte und älteste wissenschaftliche Vereinigung von Ärzten und Wissenschaftlern, die in Deutschland auf den Gebieten Psychiatrie und Psychotherapie, Psychosomatik und Nervenheilkunde arbeiten. Eine wissenschaftliche Begleitung fand durch die Arbeitsgemeinschaft der Wissenschaftlichen Medizinischen Fachgesellschaften (AWMF) statt.

Die in dieser Leitlinie formulierten Handlungsempfehlungen beruhen auf dem besten derzeit verfügbaren medizinischen Wissen. Zahlreiche Fachgesellschaften, Arbeitsgemeinschaften und Berufsverbände aus dem weiten Feld der Behandlung und Versorgung von Menschen mit psychischen Erkrankungen, einschließlich Patienten- und Angehörigenvertreter, haben die Empfehlungen dieser Leitlinie in mehrheitlicher Übereinstimmung beschlossen (Anhang B).

Die vorliegende Patientenleitlinie enthält zusammengefasst wichtige Informationen aus dieser zunächst für Fachleute entwickelten Leitlinie. Die vorliegende Broschüre wurde unter Mitwirkung von Patienten- und Angehörigenvertretern erarbeitet. Die wissenschaftlichen Quellen, auf denen die Aussagen dieser Information beruhen, sind im Update der S3-Leitlinie „Psychosoziale Therapien bei schweren psychischen Erkrankungen" nachzulesen. Sie ist im Internet unter folgendem Link frei zugänglich: ▶ https://www.dgppn.de/leitlinien-publikationen/leitlinien.html. In Buchform ist sie unter folgender ISBN-Nummer erhältlich: ISBN 978-3-662-58283-1.

⊗ **Behandlungsleitlinien**
sind systematisch entwickelte Aussagen, die den gegenwärtigen Erkenntnisstand im jeweiligen Fachgebiet wiedergeben und den Behandlern und ihren Patienten die Entscheidungsfindung für eine angemessene Behandlung erleichtern können. Dennoch sind die Empfehlungen einer Leitlinie nicht zwingend verbindlich für alle Beteiligten. Jede Patientin und jeder Patient bringt seine eigene Krankengeschichte, eigene Voraussetzungen und Wünsche mit, die bei der Wahl der Behandlungsform(en) Berücksichtigung finden sollten. In begründeten Fällen muss deshalb von den Empfehlungen einer Leitlinie abgewichen werden.

Die Empfehlungen dieser Leitlinie beruhen auf der Grundlage klinischer Studien (⊃ Wörterbuch) und sind damit auf dem aktuell höchsten wissenschaftlichen Stand der Medizin. In Vorbereitung der formulierten Empfehlungen in dieser Leitlinie wurde nach qualitativ hochwertigen Studien gesucht, in denen die jeweiligen psychosozialen Therapien hinsichtlich ihrer Wirksamkeit bei Menschen mit schweren psychischen Erkrankungen untersucht wurden. Für manche Interventionen liegen viele aussagekräftige Studien vor. Für andere liegen Studien vor, die keine sehr zuverlässigen Ergebnisse liefern. Manchmal gibt es auch widersprüchliche Angaben in unterschiedlichen Studien. Das spiegelt sich in den Empfehlungen einer Leitlinie wieder. Daneben sind andere Faktoren von Bedeutung, die die Stärke einer Empfehlung beeinflussen, z. B. die Präferenz der Patienten für eine Behandlung, die sich beispielsweise in der Behandlungszu-

🔲 Tab. 2.1	Überblick über die Empfehlungsstärken
„soll"-Empfehlung ☆☆☆	**Starke Empfehlung,** für die sehr gut abgesicherte Studienergebnisse vorliegen. Die meisten Patienten <u>sollen</u> die Therapie erhalten.
„sollte"-Empfehlung ☆☆	**Mittlere Empfehlung,** für die Ergebnisse aus gut durchgeführten Studien vorliegen. Nach Abwägung medizinischer Gründe und/oder Patientenpräferenzen <u>sollte</u> ein Teil der Patienten die Therapie erhalten.
„Kann"-Empfehlung ☆	**Schwache Empfehlung,** die Ergebnisse stammen aus weniger hochwertigen Studien oder sind nicht eindeutig. Die Therapie <u>kann</u> empfohlen werden.
Expertenkonsens	Ein Expertenkonsens beruht auf einer breiten Übereinstimmung von Experten. Studien in diesen Bereichen liegen kaum vor.

friedenheit zeigt. Man unterscheidet demnach starke Empfehlungen für sehr gut abgesicherte Behandlungsmöglichkeiten (hier mit drei Sternen markiert) von schwachen Empfehlungen für Behandlungsmöglichkeiten, für die keine hochwertigen Daten vorliegen. Die Empfehlungsstärke findet in den spezifischen Formulierungen ihren Ausdruck (🔲 Tab. 2.1).

Bei der Umsetzung dieser Leitlinie wurde diese Wortwahl beibehalten. Wenn in dieser Patienteninformation also steht, dass eine bestimmte Intervention angeboten oder durchgeführt werden „soll", dann bedeutet das: Für die Wirksamkeit dieser Therapie gibt es stichhaltige und von Experten geprüfte wissenschaftliche Belege. Zur besseren Veranschaulichung sind die Empfehlungsstärken zusätzlich durch Sternchen hervorgehoben. Wenn eine Empfehlung 3 Sternchen hat, dann ist diese Empfehlung wissenschaftlich gut abgesichert und die entsprechende Behandlung bei schweren psychischen Erkrankungen ist sehr zu empfehlen. 1 Sternchen hingegen bedeutet, hierzu gibt es bisher wenige aussagekräftige Befunde, um eine Empfehlung für diese Behandlung auszusprechen. Ein Expertenkonsens basiert auf einer breiten Übereinstimmung von Experten. Klinische Studien hierzu liegen kaum vor.

Die Empfehlungen einer Leitlinie sind nie endgültig. Die ständige Weiterentwicklung von medizinischen und psychosozialen Behandlungsansätzen und deren wissenschaftliche Begleituntersuchungen erfordern deshalb regelmäßige Aktualisierungen von Behandlungsleitlinien.

Grundprinzipien und Ziele psychosozialen Handelns

© Deutsche Gesellschaft für Psychiatrie und Psychotherapie,
Psychosomatik und Nervenheilkunde 2019
U. Gühne et al., *Psychosoziale Therapien bei schweren psychischen Erkrankungen*,
https://doi.org/10.1007/978-3-662-58740-9_3

Wichtige Ziele in der Behandlung und Rehabilitation von Menschen mit schweren psychischen Erkrankungen sind in der seelischen und körperlichen Stabilisierung, der Aktivierung und Förderung von Motivation und Ressourcen sowie der Entwicklung von Fähigkeiten für eine weitestgehend selbstständige und eigenverantwortliche Lebensführung zu sehen. Neben körperlichen, psychotherapeutischen und den in dieser Leitlinie adressierten psychosozialen Behandlungsansätzen spielen hierbei auch Grundhaltungen und die Gestaltung therapeutischer Beziehungen aller Beteiligten eine bedeutende Rolle. Damit bilden diese eine Grundlage täglichen Handelns in psychiatrisch-psychosozialen Handlungsfeldern.

3.1 Recovery

Ein Ziel bei der Behandlung schwerer psychischer Störungen besteht darin, die Betroffenen dabei zu begleiten, die persönlichen, sozialen und gesellschaftlichen Folgen, die mit der Erkrankung verbunden sind, zu überwinden. Ziel ist die Rückkehr zu einem erfüllten und hoffnungsvollen Leben, eingebettet in ein soziales Umfeld. Das Leben kann dann als erfüllt und lebenswert erachtet werden, wenn es gelingt, den eigenen Lebenslauf mit all seinen Höhen und Tiefen zu akzeptieren und gleichzeitig neue Perspektiven zu entwickeln – trotz des erfahrenen Leids. Ziel muss hierbei nicht zwangsläufig Heilung oder die Kontrolle der Symptome sein, sondern bedeutet vielmehr eine Teilhabe am Leben und in der Gesellschaft auch mit der Erkrankung (Recovery). Das englische Wort „Recovery" wird im Deutschen am besten mit dem Ausdruck „Genesung" übersetzt. Es bedeutet Besserung, Gesundung, Wiederfinden oder Rückgewinnung. Recovery kann nur durch die Betroffenen selbst geleistet werden. Professionelle Helfer können den Prozess allenfalls unterstützen. Eine wichtige Aufgabe der Behandler ist dabei, die Hoffnung der Patienten und Angehörigen auf Besserung aufrechtzuerhalten.

Der Begriff „Recovery" gewann im Umgang mit schweren psychischen Erkrankungen in den letzten Jahren immer mehr an Bedeutung und gibt zunehmend auch in Deutschland die gesundheitspolitische Orientierung in der Psychiatrie vor. Gleichwohl hat Recovery viele Facetten und ist oft als ein lang währender Prozess zu verstehen. Recovery kann als ein aktiver Prozess, als ein individueller und einzigartiger sowie als ein nicht-linearer Prozess verstanden werden. Recovery findet in Etappen statt und umfasst verschiedene Dimensionen. Recovery bedeutet auch die Erfahrung von Veränderungen und Rückschlägen. In einer unterstützenden Umgebung wird Recovery gefördert und ist auch ohne professionelle Hilfe möglich.

Den Recovery-Elementen Empowerment und Hoffnung kommt im gesamten Gesundungsprozess eine große Bedeutung zu. Der Begriff Empowerment stammt historisch aus den Bürgerrechts- und Interessenvertretungen benachteiligter Bevölkerungsgruppen. Empowerment kann am ehesten übersetzt werden mit Selbstbefähigung und Förderung der Eigeninitiative. Auch Empowerment ist als ein Prozess zu verstehen, in dessen Verlauf Menschen Fähigkeiten und Möglichkeiten erweitern, Herausforderungen eigenständiger zu bewältigen und ihr Leben eigenverantwortlicher zu gestalten. Empowerment ist ein wichtiges Element von Recovery, weil es die Selbsthilfe unterstützt. Empowerment kann unterstützt werden, in dem den Betroffenen Selbstbestimmung zugetraut wird und sie in ihren eigenen Wünschen, Zielen und Entscheidungen bestärkt werden.

> **Expertenkonsens**
> Menschen mit schweren psychischen Erkrankungen haben ein Recht darauf, in ihren besonderen Bedürfnissen und ihrem individuell unterschiedlichem Hilfebedarf wahrgenommen zu werden, und sollten befähigt und in die Lage versetzt werden, ihre Interessen selbst durchzusetzen, sich zu organisieren sowie ihre Lebensverhältnisse individuell bestimmen zu können. (Selbstbefähigung/Empowerment)

Hoffnung als eine weitere Kernkomponente im Recovery-Prozess kann definiert werden als der persönliche Glaube daran, dass Recovery überhaupt möglich ist. Hoffnung finden und erhalten bedeutet unter anderem, dass Probleme erkannt und akzeptiert werden, das Bemühen um Veränderung, die Konzentration auf individuelle Stärken, die Orientierung in die Zukunft sowie der Glaube an sich selbst. Betroffene berichten von Hoffnungen auf bessere Gesundheit, Wohlstand und Beziehungen sowie den Glauben an die Möglichkeit von Veränderungen und dass das Leben wieder besser wird.

Recovery kann auf vielfältige Weise gefördert werden. Neben Haltungen bzw. einer Recovery-Orientierung der Dienstleister in verschiedenen Behandlungszusammenhängen existieren spezifische Interventionen, von denen ausgegangen wird, Recovery zu unterstützen.

Zentrale Kompetenzen psychiatrisch tätiger Akteure liegen aus Sicht der Betroffenen im Zuhören und Respektieren der Betroffenen-Perspektive sowie in der Förderung von Hoffnung auf Besserung und Gesundung. Verbunden mit einer Recovery-Orientierung ist weiterhin die Unterstützung der Betroffenen im Hinblick auf einen förderlichen Umgang mit der Erkrankung und die Bereitstellung von Behandlungsangeboten, bei deren Nutzung Behandler und Patient gemeinsam Entscheidungen treffen können. Respekt, Empathie, Ermutigung und tragfähige Beziehungen sowie Umgebungsbedingungen, die sich auf das Selbstvertrauen, die Selbstachtung und das Selbstwertgefühl förderlich auswirken, sind zentrale Haltungen in der Begleitung von psychisch kranken Menschen auf ihrem persönlichen Recovery-Weg.

Als wissenschaftlich begründete Interventionen, die persönliches Recovery unterstützen können, werden beispielsweise Ansätze des Trialogs (▶ Abschn. 4.2.3), Ansätze der Unterstützung durch Experten aus Erfahrung (▶ Abschn. 5.4), spezielle Selbstmanagementansätze (▶ Abschn. 5.1) sowie der Ansatz der Unterstützten Beschäftigung (▶ Abschn. 4.3.2) betrachtet.

> **Expertenkonsens**
> Menschen mit schweren psychischen Erkrankungen sollten in ihrem individuellen Recovery-Prozess unterstützt werden. Neben gezielten evidenzbasierten Interventionen, die die Betroffenen im Rahmen ihrer individuellen Ziele und Wünsche

3

unterstützen, sie in ihrer Autonomie und Individualität stärken und die eine Inklusion in alle Lebensbereiche und Lebensqualität fördern, sollte in allen Bereichen der Versorgung eine Recovery-Orientierung entwickelt und gelebt werden. Die Grundlage hierfür liegt in einem gemeinsamen Verständnis von Recovery, das Gegenstand von Aushandlungsprozessen ist.

Adressen und weiterführende Links
— „Recovery für die Seele" vom Dachverband für Gemeindepsychiatrie e. V.:
  ▶ https://www.dvgp.org/fileadmin/user_files/dachverband/dateien/PlelaV/
  Broschueren/recovery.pdf
— „Recovery – Reise zur Gesundung vom Dachverband für Gemeindepsychia-
  trie e. V.: ▶ https://www.dvgp.org/fileadmin/user_files/dachverband/dateien/
  Materialien/DGP_Broschuere_Recovery.pdf

📖 **Lesetipp:** Perkins R & Rinaldi M. „Das Leben wieder in den Griff bekommen. Ein Handbuch zur Planung deiner eigenen Recovery." 2. Aufl. Bern: Universitäre Psychiatrische Dienste (UPD) Bern, Abteilung Forschung Entwicklung Pflege und Pädagogik; 2010

3.2 Partizipative Entscheidungsfindung

Eine Recovery-Orientierung (▶ Abschn. 3.1) erfordert, die Rechte der Betroffenen auf Autonomie und Selbstbestimmung zu respektieren und eine aktive Beteiligung an der Behandlungsgestaltung zu unterstützen. In diesem Sinne ist das Konzept der Partizipativen Entscheidungsfindung entwickelt worden. Die partizipative Entscheidungsfindung ist als ein gemeinsamer Prozess zu verstehen, an dem Patient und Behandler aktiv beteiligt sind und auf Basis geteilter Informationen und persönlicher Neigungen eine gemeinsam verantwortete Entscheidung treffen. Neben den medizinischen Informationen fließen hier auch behandlungsrelevante persönliche Informationen sowie Sorgen, Befürchtungen und Vorstellungen mit ein. Behandler und Betroffene begegnen sich in diesem Modell als gleichberechtigte Partner.

Dieses Modell unterscheidet sich von dem Modell der Informierten Entscheidungsfindung darin, dass über die von professioneller Seite zur Verfügung gestellten Informationen ein gemeinsamer Prozess gesteuert wird, der unter Berücksichtigung der Präferenzen oder persönlichen Neigungen aller Beteiligten zu einer gemeinsam zu verantworteten Entscheidung führt. Eine dritte Form der Behandler-Patient-Interaktion liegt dem Paternalistischen Modell zugrunde. Hierbei trifft der Behandler nahezu selbstständig (nach bestem Wissen und Gewissen) Entscheidungen, möglicherweise ohne die Bedürfnisse des Betroffenen zu kennen. Gefahren liegen hier in der Bevormundung und partiellen Entmündigung des Patienten. Autonomiebedürfnisse werden so kaum erfüllt.

Eine Partizipative Entscheidungsfindung kann nur auf einer vertrauensbildenden und patientenzentrierten Basis erfolgen. Auch hierbei gilt, die Wünsche der Patienten hinsichtlich des Ausmaßes an der Beteiligung eines solches Vorgehens zu berücksichtigen. Gleichermaßen muss die aktuelle Entscheidungsfähigkeit, die aufgrund der Schwere der Erkrankung beeinträchtigt sein kann, berücksichtigt werden.

Es gibt sowohl auf Seiten der Behandler als auch der Patienten Möglichkeiten, die Umsetzung von Partizipativer Entscheidungsfindung zu unterstützen. Eine besondere Stellung nehmen hierbei sogenannte medizinische Entscheidungshilfen für Patienten ein, die es ihnen ermöglichen sollen, Gespräche mit Behandlern vorzubereiten, zu ergänzen und zu strukturieren. Genutzt werden dabei unterschiedliche Medien (Informationsbroschüren, Videos, Computerprogramme). Diese klären über die Entscheidung auf, beschreiben die verfügbaren Optionen und helfen Patienten, diese unter persönlichen Standpunkten zu betrachten, indem beispielsweise Risikoprofile aufgezeigt werden.

🛈 Die Beziehungsgestaltung zwischen Behandlern und Patienten sollte es ermöglichen, über Behandlungsstrategien und deren Vor- und Nachteile im Rahmen eines Prozesses Partizipativer Entscheidungsfindung zu informieren und zu Entscheidungen zu gelangen.

Welche psychosozialen Therapien gibt es in der Behandlung schwerer psychischer Erkrankungen?

© Deutsche Gesellschaft für Psychiatrie und Psychotherapie,
Psychosomatik und Nervenheilkunde 2019
U. Gühne et al., *Psychosoziale Therapien bei schweren psychischen Erkrankungen*,
https://doi.org/10.1007/978-3-662-58740-9_4

4.1 Ein Überblick

Psychische Erkrankungen gehen mit zahlreichen Veränderungen einher, die sich zum Beispiel im Denken, im Fühlen, in der Wahrnehmung, im Gedächtnis und im Verhalten zeigen können. Zudem haben insbesondere schwere und langanhaltende psychische Erkrankungen sehr häufig Auswirkungen auf praktisch alle Lebensbereiche der Betroffenen. Von einer langanhaltenden psychischen Erkrankung spricht man in aller Regel ab einer Dauer von ca. zwei Jahren. Bei der Behandlung schwerer und chronischer psychischer Erkrankungen ist deshalb ein komplexer Behandlungsansatz erforderlich, der sich an den Bedarfen und Wünschen der Betroffenen und ihrer Angehörigen orientiert und neben einer ärztlich-somatischen Therapie (z. B. Medikation) und einer Psychotherapie auch psychosoziale Therapien vorsieht.

Im Folgenden werden verschiedene psychosoziale Therapien vorgestellt, die im Rahmen der Behandlungsleitlinie „Psychosoziale Therapien bei schweren psychischen Erkrankungen" hinsichtlich ihrer Wirksamkeit betrachtet wurden. Dabei werden sogenannte **Einzelinterventionen** beschrieben, wie z. B. die Ergotherapie, Ansätze des sozialen Kompetenztrainings und der Sport- und Bewegungstherapie. Diese können an verschiedenen Orten der Behandlung (z. B. ambulanter Bereich, Tagesklinik, stationäre Behandlung, Wohnbereich) und in der Regel durch einzelne Behandler durchgeführt werden.

Einen weiteren Bereich stellen sogenannte **Systeminterventionen** dar, bei denen es darum geht, Versorgungsangebote in einer bestimmten Art und Weise zu organisieren und bereitzustellen. Das sind meist komplexe Interventionen wie z. B. multipofessionelle gemeindepsychiatrische Behandlungsverfahren, wie die Akutbehandlung im häuslichen Umfeld, die eine Alternative zur stationären Behandlung darstellt. Bei Ansätzen der Arbeitsrehabilitation geht es darum, die Betroffenen darin zu unterstützen, die berufliche Situation zu verbessern. Für Menschen, die aufgrund ihrer schweren psychischen Erkrankung und deren Folgen nicht in der Lage sind, ihre persönliche Lebenssituation allein zu bewältigen, stehen z. B. unterstützende Wohnformen zur Verfügung.

Die im Folgenden aufgeführten psychosozialen Interventionen zielen hauptsächlich darauf ab, die Möglichkeiten der Betroffenen, in ihrer sozialen Umgebung zu leben und am gesellschaftlichen Leben teilzuhaben, zu verbessern.

Wichtige Ansätze für Menschen mit schweren psychischen Erkrankungen und ihre Angehörigen liegen auch in den verschiedenen Bereichen der Selbsthilfe. Auf diese wird in ▶ Kap. 5 näher eingegangen.

4.2 Einzelinterventionen

4.2.1 Ergotherapie (☆☆)

Was bedeutet Ergotherapie?

Die Ergotherapie gehört zu den ältesten Behandlungsformen psychischer Erkrankungen. Der Begriff stammt aus dem Griechischen und meint: Gesundung durch Handeln und Arbeiten. Ergotherapie soll dem Patienten helfen, durch Krankheit verlorene Handlungsfähigkeit und Selbstständigkeit im Alltagsleben wiederherzustellen bzw. zu erhöhen. Dazu gehören wichtige Bereiche wie die der Selbstversorgung und Haushaltsführung, wirtschaftliche Eigenständigkeit, Fähigkeit zur Berufsausübung beziehungsweise Weiterführen der Ausbildung sowie Freizeitaktivitäten. Dabei wird ein ganzheitlicher Ansatz verfolgt, das heißt, es geht nicht nur um das Schulen bestimmter Bewegungsabläufe, sondern der Mensch als Ganzes wird einbezogen. Die Schwerpunkte der Behandlung orientieren sich an der jeweiligen Situation der Patienten.

Kann Ergotherapie empfohlen werden?

Einige Studien belegen die Wirksamkeit von Ergotherapie in der Behandlung von Menschen mit schweren psychischen Erkrankungen.

> **Es wird empfohlen, dass Ergotherapie im Rahmen eines Gesamtbehandlungsplanes und orientiert an den Bedürfnissen und Präferenzen des Patienten angeboten werden sollte (Mittlere Empfehlungsstärke ☆☆).**

Wo findet Ergotherapie statt und wie erhält man Zugang?

Ergotherapie wird in teil- und vollstationären Behandlungsbereichen (Krankenhaus, Rehabilitationskliniken) als Teil des komplexen Behandlungsumfanges angeboten. Darüber hinaus wird Ergotherapie auch in Praxen, Gemeindepsychiatrischen Zentren und Wohneinrichtungen durchgeführt. Ergotherapie kann auch in der realen Lebenswelt stattfinden, z. B. in Form eines Einkaufstrainings oder am Arbeitsplatz. Das Spektrum Ergotherapie kann im ambulanten Sektor (➲ Wörterbuch) von allen niedergelassenen Ärzten verordnet werden und richtet sich nach der Heilmittel-Richtlinie (➲ Wörterbuch). Die erste Verordnung umfasst üblicherweise zehn Behandlungseinheiten. Folgeverordnungen sind möglich. Pro Verordnung (Rezept) müssen Patienten in der Regel eine Zuzahlung von 10 Prozent selbst tragen. Eine Therapieeinheit dauert zwischen 30 und 60 Minuten. Ergotherapie findet als Einzel-, Paar- oder Gruppentherapie statt.

Adressen und weiterführende Links
Deutscher Verband der Ergotherapeuten e.V. (DVE) mit Informationen zur Therapeutensuche:
- ► https://dve.info/ergotherapie/infos-fuer-patienten
- ► https://dve.info/ergotherapie/volle-kraft-im-leben/psychiatrie

---

4.2.2 Künstlerische Therapien (☆☆)

Was bedeuten Künstlerische Therapien?

Es existiert eine große Vielfalt künstlerisch-therapeutischer Behandlungsansätze. In der Praxis findet man häufig Angebote von Kunst-, Musik-, Tanz- und Bewegungstherapie sowie Theater- und Dramatherapie. Allen gemeinsam ist, das Künstlerische Therapien den eigenen Ausdruck und den Austausch mit anderen auch ohne „sprechende" Sprache ermöglichen. Die Patienten haben in der Auseinandersetzung mit dem Kunstwerk bzw. im künstlerischen Prozess die Möglichkeit, sich auf ihr inneres Erleben zu konzentrieren und sich in besonderer Art und Weise mit ihrer Umwelt auseinanderzu-

4

setzen. Künstlerische Therapien ermöglichen neue Erlebensräume und geben dem Patienten damit die Gelegenheit, sich selbst und seine Umwelt besser zu verstehen und sich in ihr freier und selbstsicherer zu bewegen. Erreicht werden soll eine Stärkung der inneren Wahrnehmung aber auch der Problemlösefertigkeiten und der Fertigkeiten im Umgang mit anderen. Während **Musiktherapie** als gezielte Anwendung von Musik oder musikalischen Elementen im therapeutischen Prozess verstanden werden kann, kommen in der **Kunsttherapie** Mittel der bildenden Kunst (z. B. Bilder) zur Anwendung. Die **Tanz- und Bewegungstherapie** nutzt den Körper, die Bewegung und den Tanz für psychotherapeutische Zielsetzungen und die **Theater- und Dramatherapie** greift auf die verwandelnde Kraft des „Theaterspielens" zurück. Unterschieden werden grundsätzlich aktive und rezeptive Methoden. Im Bereich der Musiktherapie können die Patienten demnach entweder musikalisch selbst aktiv werden und beispielsweise ein Instrument spielen oder über das Hören von Musik neue Erfahrungen erleben. Die Möglichkeiten sind hier sehr breit und orientieren sich immer auch an den Wünschen der Patienten.

Können Künstlerische Therapien empfohlen werden?

Einige Studien belegen die Wirksamkeit **Künstlerischer Therapien** in der Behandlung von Menschen mit schweren psychischen Erkrankungen.

> ❯ Es wird empfohlen, dass Künstlerische Therapien im Rahmen eines Gesamtbehandlungsplanes und orientiert an den Bedürfnissen und Präferenzen der Betroffenen angeboten werden sollten (Mittlere Empfehlungsstärke ☆☆).

Wo finden Künstlerische Therapien statt und wie erhält man Zugang?

Künstlerische Therapien haben in Deutschland einen festen Platz in der Behandlung psychischer Erkrankungen. Sie werden in Institutsambulanzen, Tageskliniken, in der vollstationären Akutbehandlung, aber auch in Rehabilitationskliniken sowie in der Eingliederungshilfe angeboten. Gesetzliche Krankenkassen übernehmen die Kosten für eine künstlerische Therapieform im ambulanten Sektor nicht regelhaft, allerdings wird empfohlen, bei der jeweiligen Krankenkasse nachzufragen, da nach Einzelprüfung oder im Rahmen Integrierter Versorgung (❯ Wörterbuch) eine entsprechende Therapie finanziert werden kann. Künstlerische Therapien werden als Einzel- oder Gruppentherapie durchgeführt. Frequenz und Dauer einer Sitzung richten sich nach der Schwere der Erkrankung. Künstlerische Vorkenntnisse sind nicht erforderlich.

Adressen und weiterführende Links

Viele Fach- und Berufsverbände verschiedener Künstlerischer Therapieformen arbeiten seit 2014 unter dem Dach der Bundesarbeitsgemeinschaft Künstlerische Therapien zusammen und bieten u. a. *Informationen zur Therapeutensuche an, z. B.:*

- Bundesarbeitsgemeinschaft Künstlerische Therapien: ▶ https://bagkt.de/wordpress/
- Deutsche Gesellschaft für künstlerische Therapieformen e.V.: ▶ http://www.dgkt.de

- Berufsverband der TanztherapeutInnen Deutschlands: ▶ http://www.btd-tanztherapie.de
- Deutscher Fachverband für Kunst- und Gestaltungstherapie e.V.: ▶ http://www.dfkgt.de
- Deutsche Gesellschaft für Theatertherapie: ▶ http://www.dgft.de
- Deutsche Musiktherapeutische Gesellschaft: ▶ http://www.musiktherapie.de
- Berufsverband für Anthroposophische Kunsttherapie e.V.: ▶ https://www.anthroposophische-kunsttherapie.de/

4.2.3 Psychoedukation (☆☆☆)

Was bedeutet Psychoedukation?

Psychoedukation zielt darauf, Patienten und Angehörige über die Krankheit und mögliche Behandlungen zu informieren, das Krankheitsverständnis und den selbstverantwortlichen Umgang mit der Erkrankung zu stärken und bei der Krankheitsbewältigung zu unterstützen. Struktur und Inhalte von Psychoedukation orientieren sich sehr stark an den eigenen Erfahrungen der Betroffenen. In den einzelnen Sitzungen werden neben Hintergrundwissen (z. B. zu Krankheitskonzept, Krankheitszeichen, Verlauf und therapeutischen Möglichkeiten) auch praktisches Handlungswissen (z. B. zu Frühwarnzeichen für Rückfälle, Rückfallvorbeugung und Notfallplänen) erarbeitet. Daneben bleibt Raum zur emotionalen Entlastung der Betroffenen und ihrer Angehörigen. Psychoedukation geht über eine einfache Informationsvermittlung hinaus. Sie ist in aller Regel umfassender.

> **Expertenkonsens**
> Jeder Betroffene mit einer schweren psychischen Erkrankung hat über die gesetzliche Aufklärungspflicht der Behandelnden hinaus ein Recht darauf, situationsgerechte Informationen zu seiner Erkrankung, deren Ursachen, Verlauf und den verschiedenen Behandlungsalternativen sowie (Selbst-)Hilfemöglichkeiten über den gesamten Behandlungsverlauf vermittelt zu bekommen. Die Informiertheit des Patienten ist Grundlage gemeinsamer Entscheidungsfindung und Voraussetzung gesundungsfördernden Verhaltens. Menschen mit Migrationshintergrund sollten diese Informationen unter Berücksichtigung des kulturellen und sprachlichen Hintergrunds erhalten können.

Kann Psychoedukation empfohlen werden?

Zahlreiche Studien belegen die Wirksamkeit von Psychoedukation in der Behandlung von Menschen mit schweren psychischen Erkrankungen. In diesen Studien wurde in erster Linie die Effektivität manualisierter psychoedukativer Interventionen untersucht. Damit sind Therapien gemeint, die auf einem theoretischen Konzept basieren und in einem Manual oder Handbuch beschrieben werden. Psychoeduka-

4

tion wurde hierbei in einem direkten Kontakt zwischen Betroffenen und Behandlern und mit einem Fokus auf Wissensvermittlung untersucht. In der Mehrheit der Studien wurden auch Angehörige einbezogen. Mitunter handelte es sich auch um komplexe Familieninterventionen, die neben dem Aspekt der Wissenserweiterung auf eine Unterstützung der gesamten Familie zielen. Der Einbezug der Angehörigen, ein Gruppenformat für den gegenseitigen Austausch und eine längere Interventionsdauer über mehrere Sitzungen scheinen die Wirksamkeit von Psychoedukation zu erhöhen.

> Es wird empfohlen, dass Menschen mit schweren psychischen Erkrankungen zur Verbesserung des Behandlungsergebnisses und Krankheitsverlaufs eine strukturierte Psychoedukation ausreichend lange und möglichst in Gruppen angeboten werden soll. Angehörige sollen in die psychoedukative Intervention einbezogen werden (Starke Empfehlungsstärke ☆☆☆).

Wo findet Psychoedukation statt und wie erhält man Zugang?

Psychoedukation kann grundsätzlich in allen Behandlungszusammenhängen (ambulant, teil- und vollstationär (⊃ Wörterbuch) oder in Rehabilitationseinrichtungen) stattfinden. Im Rahmen teil- und vollstationärer Behandlung wird Psychoedukation als ein Behandlungsbaustein angeboten. Im ambulanten Behandlungssektor sind die Möglichkeiten eingeschränkt: hier findet man psychoedukative Interventionen v. a. an Institutsambulanzen und Polikliniken oder im Rahmen der Integrierten Versorgung (⊃ Wörterbuch). Es wird empfohlen, den behandelnden Arzt, die Krankenkasse oder Selbsthilfeverbände von Betroffenen und Angehörigen nach entsprechenden regionalen Angeboten zu fragen.

Psychoedukation findet mit einzelnen Personen, mit Familien oder in Gruppen statt. Hierbei gibt es separate Patienten- und separate Angehörigengruppen sowie gemischte Gruppen mit Patienten und Angehörigen. Der Einbezug von Angehörigen (Eltern, Partner, Geschwister, Kinder) sollte nach Möglichkeit das Einverständnis des Patienten voraussetzen. Die Gruppensitzungen für Patienten werden i. d. R. wöchentlich durchgeführt, die für die Angehörigen finden in größeren Abständen statt. Angeleitet werden die Gruppen häufig von psychiatrisch tätigen Ärzten, Psychologischen Psychotherapeuten und anderen Behandlern.

Das trialogische Forum oder Psychoseseminar als Alternative zur Psychoedukation?

Psychiatrie-Erfahrene werden heute als Experten in eigener Sache angesehen, während Angehörige eine wichtige Funktion bei der Alltagsbewältigung und Rückfallverhütung haben, und professionell Tätige über das therapeutische Know-how verfügen. Diese Kompetenzen werden durch den sogenannten Trialog gemeinsam genutzt, indem Raum und Struktur für eine gleichberechtigte Begegnung von Psychiatrie-Erfahrenen, Angehörigen und professionell Tätigen geschaffen werden.

Psychoseforen oder trialogische Seminare sind eine spezielle Form des Trialogs, der mittlerweile zur Standardversorgung in der Psychiatrie zählt. Sie sind Gesprächsforen, die auf eine gleichberechtigte Verständigung über Psychosen und andere schwere psychische Erkrankungen zielen. Psychoseforen oder trialogische Seminare können ein besseres, ganzheitliches Verständnis für die Erkrankung bewirken und damit auch die Arbeit der Psychiatrie verändern. Sie dienen nicht in erster Linie der Psychoedukation oder anderen Formen der Informationsvermittlung, fördern jedoch vor allem auch einen gegenseitigen Erfahrungsaustausch und Einblicke in das Erleben der Betroffenen. Psychose-Seminare unterscheiden sich von traditionellen Formen der Psychoedukation beispielsweise hinsichtlich der Zielsetzung, des Fehlens eines vorgegebenen Manuals und der Veränderung der Haltungen der an der psychiatrischen Arbeit Beteiligten. Es geht dabei um eine wechselseitige Fortbildung, den gegenseitigen Abbau von Vorurteilen, den Respekt vor individuellen Krankheitskonzepten und Sichtweisen sowie das Bemühen um eine gemeinsame Sprache. Psychoedukative Gruppen und Psychose-Seminare stellen keinen Widerspruch und keinen Gegensatz dar.

Allerdings liegen hierzu bisher kaum wissenschaftliche Untersuchungen vor. Man geht aber davon aus, dass ein trialogisches Handeln die Selbstbefähigung (Empowerment, ► Abschn. 3.1 Recovery) und die Zuversicht der Betroffenen stärken und sie auf ihrem ganz individuellen Genesungsprozess unterstützen kann.

Expertenkonsens
Informationsvermittlung und -austausch mit dem Ziel der Förderung der Krankheitsverarbeitung und Verbesserung des Krankheitsverlaufs kann auch im Rahmen von Trialogforen und Psychoseseminaren angeboten werden.

Adressen und weiterführende Links
— Informationsportal zur psychischen Gesundheit und zu Nervenerkrankungen:[1] ► https://www.neurologen-und-psychiater-im-netz.org/psychiatrie-psychosomatik-psychotherapie/therapie/psychoedukation/was-ist-psychoedukation/
— Trialogisches Forum der Deutschen Gesellschaft für Psychiatrie und Psychotherapie, Psychosomatik und Nervenheilkunde (DGPPN): ► https://www.dgppn.de/die-dgppn/trialog.html
— Psychiatrienetz:[2] ► https://www.psychiatrie.de/behandlung/psychoedukation.html

---

1 Herausgegeben von Berufsverbänden und Fachgesellschaften für Psychiatrie, Kinder- und Jugendpsychiatrie, Psychotherapie, Psychosomatik, Nervenheilkunde und Neurologie aus Deutschland und der Schweiz.
2 Das Psychiatrienetz wird von folgenden Verbänden und Verlagen getragen: Bundesverband der Angehörigen psychisch erkrankter Menschen e.V. (BApK), Dachverband Gemeindepsychiatrie e.V., Deutsche Gesellschaft für Soziale Psychiatrie e.V. (DGSP), Psychiatrie Verlag GmbH, BALANCE buch + medien verlag.

4

4.2.4   Training sozialer Kompetenzen (☆☆☆)

Was bedeutet ein Training sozialer Kompetenzen?

Schwere und chronische psychische Erkrankungen sind häufig mit Beeinträchtigungen alltagspraktischer und sozialer Kompetenzen oder Fertigkeiten verbunden. Ein Training sozialer Kompetenzen zielt zunächst auf die Stärkung der zwischenmenschlichen Fertigkeiten ab. Hierunter sind z. B. grundlegende kommunikative Fertigkeiten zu verstehen, wie Mimik, Gestik und Körpersprache, Lautstärke und Tonfall beim Sprechen. In einem solchen Training lernen die Teilnehmer auch, wie ein Gespräch begonnen, aufrechterhalten oder beendet werden kann oder wie man lernt, sein Gegenüber besser zu verstehen. Komplexe Trainingsprogramme beinhalten daneben das Trainieren des Umgangs mit der Erkrankung, mit Medikamenten oder des Umgangs mit Suchtmitteln oder richten sich auf die Pflege von Freundschaften und Freizeitaktivitäten sowie auf soziale Fertigkeiten im Rahmen der Arbeitstätigkeit. In den Trainings werden spezifische Situationen beispielsweise in Rollenspielen trainiert. Wichtig ist eine Fortführung des Trainings im individuellen Umfeld der Teilnehmer, um gewonnene Übungseffekte in den Alltag zu übertragen.

> **Expertenkonsens**
> Da schwere psychische Erkrankungen häufig mit Beeinträchtigungen von Alltagsfertigkeiten und sozialen Funktionen verbunden sind und dadurch die Teilhabe am sozialen Leben deutlich erschwert ist, haben Hilfen zur eigenen Lebensgestaltung und die Befähigung zur Teilhabe an sozialen Aktivitäten in verschiedenen Lebensbereichen (Selbstsorge, Familie, Freizeit, Arbeit, gesellschaftliche Teilhabe) einen hohen Stellenwert in der Behandlung.

Kann ein Training sozialer Kompetenzen empfohlen werden?

Zahlreiche Studien belegen die Wirksamkeit eines Trainings sozialer Kompetenzen in der Behandlung von Menschen mit schweren psychischen Erkrankungen insbesondere auf die sozialen Fertigkeiten.

> ❯❯ Empfohlen wird, dass ein Training sozialer Fertigkeiten im Rahmen eines Gesamtbehandlungsplanes angeboten werden und dabei an die Voraussetzungen und Bedürfnisse des Einzelnen anknüpfen soll (**Starke Empfehlungsstärke** ☆☆☆).

Es gibt Hinweise, dass spezielle Aufgaben, die es den Betroffenen erleichtern, das Erlernte im Alltag selbstständig anzuwenden oder Aufgaben, die Angehörige einbeziehen, die Wirksamkeit eines Trainings erhöhen können. Zudem gibt es Hinweise, dass ein gleichzeitiges Training geistiger Fertigkeiten (z. B. Aufmerksamkeit, Verarbeitungsgeschwindigkeit, Lernen) positive Effekte zeigt.

Wo findet ein Training sozialer Kompetenzen statt und wie erhält man Zugang?

In Deutschland findet das Training sozialer Kompetenzen breite Anwendung. Entsprechende Angebote findet man in teil- und vollstationären Behandlungs- und Rehabilitationseinrichtungen, die dort Teil des komplexen Behandlungsprogrammes und oft manualisiert sind, d. h. dass sie auf Grundlage verbreiteter Trainingsprogramme basieren.

Diese Trainingsprogramme haben eine klare Struktur und sind auf eine praktische Anwendbarkeit und wiederholtes Üben der Fertigkeiten ausgerichtet. Häufig werden entsprechende Trainingsprogramme in kleinen Gruppen und von ein bis zwei Trainern angeboten. Außerhalb von Kliniken werden Fertigkeitentrainings auch in Bereichen des unterstützten Wohnens, der Arbeitsrehabilitation oder durch sozialpsychiatrische Dienste angeboten. Soziale Gruppen werden auch in psychiatrischen und psychotherapeutischen Praxen durchgeführt. Verschiedene Berufsgruppen können an der Durchführung beteiligt sein. Es wird empfohlen, sich bei dem behandelnden Arzt nach regionalen Angeboten zu erkundigen.

4.2.5 Bewegungs- und Sporttherapien (☆☆)

Was bedeuten Bewegungs- und Sporttherapien?

Das Spektrum an Sport- und Bewegungstherapien bei der Behandlung psychischer Erkrankungen ist sehr breit gefächert. Grob umrissen lassen sich 3 sehr zentrale Ansätze benennen:

1. **Sporttherapeutische Verfahren**, die in erster Linie die Fitness und Funktionalität des Körpers stärken (z. B. Ausdauertraining, Krafttraining, Sportspiele),
2. **Körperpsychotherapeutische Verfahren**, denen die Annahme zugrunde liegt, dass Körper und Psyche eine untrennbare Einheit bilden und deshalb die Bewegung gezielt zu psychotherapeutischen Zwecken einsetzen (z. B. integrative Bewegungstherapie, konzentrative Bewegungstherapie, ➲ Wörterbuch) und
3. **Edukativ-psychosoziale Verfahren**, bei denen Körperbewegung und Körpersprache als therapeutische Mittel genutzt werden, um die zwischenmenschliche Begegnung in einer Gruppe zu fördern und für die Patienten neue Erlebnisräume zu schaffen.

Grundsätzlich können Bewegungs- und Sporttherapien die Lebensqualität von Menschen mit psychischen Störungen auf 2 Wegen verbessern: über die Verbesserung der körperlichen Gesundheit und über die Stärkung psychischer Funktionen (z. B. Konzentration, Motivation, Selbstbewusstsein oder das Erleben, etwas zu bewirken).

In der vorliegenden Leitlinie sind mit Bewegungs- und Sporttherapien in erster Linie ärztlich verordnete Therapien gemeint, die von einem Therapeuten geplant und dosiert, und mit dem Patienten alleine oder in der Gruppe durchgeführt werden.

Können Bewegungs- und Sporttherapien empfohlen werden?

Allgemein lässt sich sagen, dass fachlich angeleitete regelmäßige körperliche Aktivität bei schweren psychischen Störungen dazu geeignet ist, psychische Krankheitszeichen zu verbessern, die Körperwahrnehmung zu fördern, die körperliche Fitness zu stärken und Anschluss an andere zu finden (oft finden diese Therapien in Gruppen statt). Wissenschaftliche Nachweise zur Wirksamkeit liegen bisher hauptsächlich für ein gesundheitsorientiertes Ausdauertraining vor, dass eine tendenziell positive Wirkung sowohl auf seelische als auch körperliche Zielgrößen haben kann. Befunde liegen auch im Bereich körperpsychotherapeutischer Ansätze vor. Die Wirksamkeit edukativpsychosozialer Verfahren bei Menschen mit schweren psychischen Erkrankungen wurde bisher kaum untersucht. Entscheidend für die Umsetzung von Bewegung und Sport ist die Motivation der Betroffenen. Unterstützen lässt sich die Motivation beispielsweise durch Zielvereinbarungen sowie Ansätze der motivierenden Gesprächsführung. Allerdings weiß man bisher wenig über deren Effektivität.

❯❯ Empfohlen wird, dass bei Menschen mit schweren psychischen Erkrankungen – je nach Beschwerdebild und Neigung sowie unter Berücksichtigung der körperlichen Leistungsfähigkeit – Bewegungsinterventionen als Teil eines multimodalen Gesamttherapiekonzeptes zur Anwendung kommen sollten. Auch sollten Körperpsychotherapeutische Verfahren bei Menschen mit schweren psychischen Erkrankungen zur Anwendung kommen (Mittlere Empfehlungsstärke ☆☆).

4

Wo finden Bewegungs- und Sporttherapien statt und wie erhält man Zugang?

In jedem Fall sollte vor dem Beginn einer Bewegungs- und Sporttherapie die körperliche Gesundheit des Patienten und damit seine Eignung für eine körperliche Belastung ärztlich überprüft werden. In Deutschland finden Bewegungs- und Sporttherapien breite Anwendung. Entsprechende Angebote findet man in teil- und vollstationären Behandlungs- und Rehabilitationseinrichtungen, die dort Teil des komplexen Behandlungsprogrammes sind. Daneben werden Bewegungs- und Sporttherapien im Rahmen der ambulanten medizinischen oder berufsfördernden Rehabilitation angeboten. Es wird auch empfohlen, bei der Krankenkasse nach entsprechenden Angeboten nachzufragen.

> **Adressen und weiterführende Links**
> − Deutscher Verband für Gesundheitssport und Sporttherapie e.V.: ▶ https://dvgs.de/
> − Berufsverband der TanztherapeutInnen Deutschlands: ▶ http://www.btd-tanztherapie.de

4.2.6 Gesundheitsfördernde Interventionen (☆☆☆)

Was bedeuten gesundheitsfördernde Interventionen?

Bereits sehr lange wird einem gesundheitsfördernden Lebensstil eine zentrale Rolle zur Erhaltung der körperlichen und seelischen Gesundheit beigemessen. Schwere psychische Erkrankungen gehen häufig mit einer Vielzahl von Risikofaktoren, wie beispielsweise Rauchen, ungünstigen Ernährungsgewohnheiten und Bewegungsmangel einher. Erschwerend kommt hinzu, dass eine Reihe von Medikamenten in der Behandlung schwerer psychischer Erkrankungen zu Gewichtszunahmen und stoffwechselbedingten Veränderungen führen können, die Risikofaktoren für körperliche Erkrankungen (z. B. Diabetes, Herz-Kreislauf-Erkrankungen, Atemwegsleiden) darstellen. Zudem kann die zusätzliche körperliche Krankheitslast der Patienten in einer negativ beeinträchtigten Lebensqualität und einer geminderten Lebenserwartung münden.

Einen wichtigen Bestandteil im Genesungsprozess von Menschen mit schweren psychischen Erkrankungen stellen deshalb auch gesundheitsfördernde Interventionen dar. Diese Leitlinie fokussiert dabei auf nicht-medikamentöse Interventionen zur Förderung gesunder Ernährung und körperlicher Aktivität. Der Unterschied zu den Bewegungs- und Sportinterventionen in ▶ Abschn. 4.2.5 besteht darin, dass gesundheitsfördernde Interventionen eine kombinierte Strategie, das heißt gleichzeitig mehrere Ansätze zur Beeinflussung des gesundheitsbezogenen Lebensstils nutzen und nicht allein auf Bewegung beruhen.

Können gesundheitsfördernde Interventionen empfohlen werden?

Bisherige Studienergebnisse zeigen, dass gesundheitsfördernde Interventionen bei Personen mit schweren psychischen Erkrankungen zu einer Reduzierung des Körpergewichtes führen können. Parallel zeigte sich auch für andere biologische Kennwerte, wie beispielsweise den Cholesterin- und den Blutzuckerspiegel, eine positive (senkende) Wirkung. Es wurde auch eine Reduktion der depressiven Symptomatik beobachtet. Möglicherweise sind die Effekte stärker bei einer präventiven Ausrichtung der Interventionen.

Aus Befragungen von Menschen mit einer schweren psychischen Erkrankung weiß man, dass die Betroffenen mit erfolgreicher physischer Aktivität nicht nur unmittelbare Verbesserungen wie beispielsweise Gewichtsreduktion und ein besseres Körpergefühl verknüpfen, sondern auch darüber hinausreichende positive Effekte auf andere Lebensbereiche, wie z. B. Eigeninitiative, Autonomie, Selbstbewusstsein oder Tagesstruktur. Förderliche Bedingungen hinsichtlich der Umsetzung von körperlicher Aktivität können in der sozialen Unterstützung durch Mit-Betroffene und/oder professionelle Unterstützer liegen.

>> Empfohlen wird: Menschen mit schweren psychischen Erkrankungen sollen multimodale gesundheitsfördernde Interventionen mit den Schwerpunkten gesunde Ernährung und körperliche Aktivität angeboten werden (Starke Empfehlungsstärke ☆☆☆).

Wo finden gesundheitsfördernde Interventionen statt und wie erhält man Zugang?

Gesundheitsfördernde Interventionen können an ganz verschiedenen Orten von unterschiedlichen Leistungsanbietern angeboten werden. Nach regionalen Angeboten können Sie bei Ihrer Krankenkasse, bei psychosozialen Trägern oder auch bei Ihrem behandelnden Arzt fragen.

Adressen und weiterführende Links
- Deutsche Gesellschaft für Ernährung e.V.: ▶ https://www.dge.de/ernaehrungspraxis/vollwertige-ernaehrung/10-regeln-der-dge/
- Deutscher Verband für Gesundheitssport und Sporttherapie e.V.: ▶ https://dvgs.de/

4.3 Systeminterventionen

4.3.1 Gemeindepsychiatrische Behandlungsansätze (☆☆☆/☆☆)

Einer der **Grundsätze psychiatrischer Versorgung** ist die Gemeindenähe. Behandlungs- und Versorgungsangebote sollen dort angeboten werden, wo die Menschen mit ihren Familien und Angehörigen leben und damit ermöglichen, dass die Betroffenen nicht aus

4

ihrem Lebensumfeld herausgerissen werden, sondern lernen, mit der Erkrankung und ihren Folgen in ihrem vertrauten Umfeld zu leben. Gemeindenahe Behandlung kann beispielsweise auch die Behandlung zu Hause bei den Betroffenen bedeuten. Ein weiterer, damit eng verknüpfter Grundsatz ist die Behandlung „ambulant vor stationär". Da, wo eine ambulante Behandlung möglich ist, sollte dieser vor einer stationären Behandlung (◗ Wörterbuch) der Vorrang gegeben werden. Was allerdings auch bedeutet, dass die ambulanten Angebote entsprechend ausgestaltet werden und eine zuverlässige Behandlung auch schwer psychisch kranker Menschen ermöglichen. Angestrebt werden soll zudem eine lückenlose Behandlung und Begleitung durch dieselben Personen ohne wiederholte Abbrüche bzw. Wechsel der Behandler. Eine Behandlung sollte sich zu jeder Zeit an den Bedürfnissen und Präferenzen der Betroffenen und ihrer Angehörigen orientieren.

Multiprofessionelle gemeindepsychiatrische und teambasierte Behandlung (☆☆☆)

Was bedeutet multiprofessionelle gemeindepsychiatrische und teambasierte Behandlung?

Eine multiprofessionelle gemeindepsychiatrische und teambasierte Behandlung ermöglicht gemeindenahe Komplexangebote für Menschen mit schweren psychischen Erkrankungen, da Fachleute aus verschiedenen Berufsgruppen in einem Team (z. B. Ärzte, Ergotherapeuten, Pflegefachkräfte, Psychologen, Sozialarbeiter) zusammenarbeiten (◗ Wörterbuch). Umsetzbar sind alle erforderlichen Bausteine einer psychiatrischen Behandlung, einschließlich der notwendigen Untersuchungen. So kann beispielsweise eine Aufklärung über die Erkrankung und ihre möglichen Folgen (Psychoedukation), eine medikamentöse Behandlung, eine Beratung der Betroffenen und ihrer Angehörigen zu verschiedenen Themen oder die Organisation und Durchführung von Hilfeplangesprächen erfolgen. Je nach Zusammensetzung des Teams können auch spezielle Therapien wie z. B. Psychotherapie, Ergotherapie oder Sport- und Bewegungstherapie durchgeführt werden.

Die Behandlung durch diese Teams erfolgt über alle Krankheitsphasen hinweg und sorgt damit für Beständigkeit in der Behandlung. Mehrheitlich finden die Behandlungen in der Einrichtung statt; Hausbesuche sind möglich. Stellt es sich heraus, dass über das Angebot dieser Einrichtung hinausgehende Unterstützungsleistungen erforderlich sind, helfen die Mitarbeiter bei der Suche nach entsprechenden Möglichkeiten (z. B. Tagesstätte, betreutes Wohnen, unterstützte Beschäftigung).

Kann die multiprofessionelle gemeindepsychiatrische und teambasierte Behandlung empfohlen werden?

Die vorliegenden Studien zeigen, dass die Behandlung durch multiprofessionelle gemeindepsychiatrische Teams gegenüber einer Behandlung durch einzelne Behandler ohne ein Team hinsichtlich einer Verringerung stationärer Behandlungen und hinsichtlich einer höheren Behandlungszufriedenheit von Vorteil ist.

> ◗ Empfohlen wird, dass eine multiprofessionelle gemeindepsychiatrische und teambasierte Behandlung in ambulanter Form in definierten Regionen zur Versorgung von Menschen mit schwerer psychischer Erkrankung etabliert werden soll (Starke Empfehlungsstärke ☆☆☆).

Wo findet multiprofessionelle gemeindepsychiatrische und teambasierte Behandlung statt und wie erhält man Zugang?

In Deutschland findet diese Form der Behandlung hauptsächlich an Psychiatrischen Institutsambulanzen (PIAs) statt. Institutsambulanzen sind an psychiatrischen Kliniken, an psychiatrisch-psychotherapeutischen Abteilungen von Allgemeinkrankenhäusern oder Universitätskliniken sowie an Zentren für Psychiatrie angesiedelt. Die Angebote der Institutsambulanzen richten sich in erster Linie an schwer und chronisch psychisch kranke Menschen und deren Angehörige, welche eine langfristige und anhaltende Behandlung benötigen. Angeboten werden verschiedene Untersuchungen sowie das gesamte Spektrum psychiatrischer, psychotherapeutischer und psychosozialer Therapien einschließlich medikamentöser Therapie. Darüber hinaus bestehen Netzwerke zu niedergelassenen Ärzten, Psychologischen Psychotherapeuten und anderen Einrichtungen oder Servicestellen. Eine Überweisung an eine Institutsambulanz erfolgt über niedergelassene Ärzte. Die Kosten tragen die Krankenkassen. Ziel ist die Vermeidung oder Verkürzung stationärer Behandlung, aber auch die Sicherstellung einer Behandlung für Patienten, die von den Angeboten niedergelassener Ärzte nicht oder nicht ausreichend erreicht werden.

Auch niedergelassene Fachärzte für Psychiatrie und Psychotherapie bzw. Nervenärzte, hier insbesondere sozialpsychiatrische Schwerpunktpraxen, Sozialpsychiatrische Dienste und zum Teil Gesundheitsämter können in unterschiedlichem Maße diese Aufgaben übernehmen (▶ Abschn. 6.1).

❯❯ Bedürfnisangepasster Ansatz und Offener Dialog als besondere Form der multiprofessionellen Behandlung
In Finnland entstanden in den 1980er-Jahren die sogenannte bedürfnisangepasste Behandlung und der Offene Dialog. Beide Modelle der Behandlung von Menschen mit einer schweren psychischen Erkrankung beschreiben in besonderer Weise wie in schweren Krisen durch den Einbezug des persönlichen Netzwerkes hilfreich und unterstützend miteinander umgegangen werden kann. Wichtig hierbei sind die sofortige und flexible Hilfe sowie der rasche Einbezug der Familie und weiterer Bezugspersonen. Die Treffen aller Beteiligten gleichen Therapieversammlungen möglichst zuhause bei den Patienten. Alle Beteiligten werden gehört und es wird eine große Offenheit gegenüber allen Meinungen gelebt. Begleitet werden die Patienten durch multiprofessionelle therapeutische Team (❍ Wörterbuch). Es wird eine möglichst niedrig dosierte medikamentöse Therapie angestrebt.
In Deutschland konnten aufgrund der Besonderheiten der Finanzierung und Organisation stationärer und ambulanter psychiatrischer Versorgung bisher nur einzelne Bausteine von bedürfnisangepasster Behandlung und Offenem Dialog umgesetzt werden. Dies erfolgt insbesondere in Modellen Integrierter Versorgung (❍ Wörterbuch) oder in Kliniken mit regionalem Budget. Durch Fortbildungen von stationären oder ambulanten Teams wird mittlerweile in einigen Versorgungsregionen oder Institutionen die therapeutische Kultur positiv verändert, insbesondere durch mehr Nutzerorientierung und eine stärkere psychotherapeutische Haltung des multiprofessionellen Teams.
Informationen zum Offenen Dialog, einschließlich Verweisen auf regionale Angebote finden Sie unter folgender Internetadresse: ▶ http://www.offener-dialog.de

Aufsuchende multiprofessionelle gemeindepsychiatrische und teambasierte Behandlung (☆☆☆)

Was bedeutet aufsuchende multiprofessionelle gemeindepsychiatrische teambasierte Behandlung?

Aufsuchende multiprofessionelle gemeindepsychiatrische und teambasierte Behandlung meint, dass spezielle multiprofessionelle Teams die Patienten in ihrer häuslichen Umgebung aufsuchen und behandeln. Sie stellen damit eine Alternative oder Ergänzung zur Krankenhausbehandlung dar. Die Häufigkeit der Hausbesuche, die idealerweise rund um die Uhr an sieben Tage die Woche möglich sind, und die geleistete Hilfe und Unterstützung vor Ort richten sich nach den Bedürfnissen und Wünschen der Patienten und schließen eine medikamentöse Behandlung ein. Die Mitarbeiter eines solchen Teams arbeiten sehr flexibel und sind an einem Einbezug der Angehörigen interessiert. Eine solche Behandlung kann z. B. über die Dauer einer akuten Krankheitsphase bzw. psychischen Krise hinweg angeboten werden. Dann spricht man auch von einer Akutbehandlung im häuslichen Umfeld. Darüber hinaus gibt es die Möglichkeit, die Betroffenen über einen längeren Zeitraum zu begleiten. Dann ist das Leistungsangebot breiter; neben einer medikamentösen Behandlung werden beispielsweise Hilfestellungen bei Aktivitäten des täglichen Lebens oder in den Bereichen Arbeit und Wohnen gegeben. Ziele der aufsuchenden multiprofessionellen gemeindepsychiatrischen und teambasierten Behandlung sind die Aufrechterhaltung der Behandlung und Versorgung der Betroffenen, nach Möglichkeit die Vermeidung stationärer Behandlungen und die Verbesserung von Gesundheit und Lebensqualität der Betroffenen.

Kann die aufsuchende multiprofessionelle gemeindepsychiatrische und teambasierte Behandlung empfohlen werden?

Die Studienergebnisse zeigen einheitlich, dass die aufsuchende multiprofessionelle gemeindepsychiatrische und teambasierte Behandlung gegenüber einer herkömmlichen stationären Behandlung mindestens gleichwertig ist. Betrachtet man den Allgemeinzustand und die psychische Gesundheit werden durch eine solche mobile Behandlung gleichwertige Erfolge erzielt. Stationäre Behandlungszeiten und das Risiko einer stationären Wiederaufnahme können dadurch reduziert werden. Die Zufriedenheit der Patienten und ihrer Angehörigen kann mit einer solchen Behandlung vergrößert und das Belastungserleben der Angehörigen verkleinert werden.

> ❯ Die Empfehlung lautet: Menschen mit chronischen und schweren psychischen Störungen sollen die Möglichkeit haben, in akuten Krankheitsphasen und darüber hinaus in ihrem gewohnten Lebensumfeld behandelt zu werden (Starke Empfehlungsstärke ☆☆☆).[3]

---

3   Die Empfehlungen zu aufsuchender multiprofessioneller gemeindepsychiatrischer teambasierter Behandlung wurden mit dem Ziel der Vereinfachung für diese Leitlinienversion modifiziert. Die originalen Empfehlungen sind in der Langversion der Leitlinie nachzulesen.

> **Achtung**
> Eine mobile Akutbehandlung im häuslichen Umfeld ist nicht in jedem Fall
> geeignet, evtl. sollte der stationären Versorgung Vorrang gegeben werden. Es
> wird empfohlen gemeinsam mit Behandlern, Patienten und Angehörigen über
> die möglichen Behandlungsalternativen zu beraten und zu entscheiden. In
> einigen begründeten Fällen entscheidet der Arzt (Facharzt für Psychiatrie und
> Psychotherapie oder Facharzt für Psychosomatische Medizin und Psychotherapie)
> über das weitere Vorgehen, z. B. bei erheblicher Eigen- oder Fremdgefährdung
> oder lebensbedrohlichen Notfällen, die einer dringenden stationären Behand-
> lung bedürfen.

Wo findet eine aufsuchende multiprofessionelle gemeindepsychiatrische und teambasierte Behandlung statt und wie erhält man Zugang?

In Deutschland gibt es aktuell keine flächendeckende Umsetzung von aufsuchender Behandlung durch multiprofessionelle gemeindepsychiatrische Teams. Am ehesten reali-
sieren aktive Psychiatrische Institutsambulanzen oder Sozialpsychiatrische Dienste die
Umsetzung zentraler Aspekte dieser aufsuchenden Behandlung. Allerdings hat der Ge-
setzgeber einige Möglichkeiten geschaffen, sodass die Behandlung zu Hause durch ein
aufsuchendes Team beispielsweise im Rahmen der sogenannten Integrierten Versorgung (§ 140 SGB V) möglich ist. Bei der Integrierten Versorgung werden mit einzelnen
oder mehreren Krankenkassen Pauschalen für die Behandlung einer definierten Patientengruppe vereinbart. Definiert werden auch Merkmale sowie spezifische Leistungsinhalte der Behandlung. Da es sich hierbei um Selektivverträge (Einzelverträge zwischen
einzelnen Krankenkassen und einzelnen Leistungserbringern) handelt, stellen diese
Angebote keine flächendeckende, regelhafte Vollversorgung dar. Ein Beispiel ist das
NetzWerk Psychische Gesundheit (NWpG) von der Techniker Krankenkasse (TK), wel-
ches inzwischen in zahlreichen Regionen Deutschlands angeboten wird und gemeindepsychiatrische Leistungsanbieter einbezieht. Der Schwerpunkt liegt hier auf der Alltags-
welt der Patienten. Multiprofessionelle Teams behandeln die Patienten zu Hause bei den
Betroffenen oder in den Räumen der Leistungserbringer.

Mit dem Gesetz zur Weiterentwicklung der Versorgung und der Vergütung für psychiatrische und psychosomatische Leistungen (PsychVVG) wurde unlängst die psychiatrische Akutbehandlung im häuslichen Umfeld (Stationsäquivalente Behandlung) als
Krankenhausleistung eingeführt. Kliniken sind damit angehalten, Angebote zu entwickeln, Patienten bei stationärer Behandlungsnotwendigkeit auch zu Hause zu behandeln. Es wird empfohlen, bei der jeweiligen Krankenkasse und den Behandlern vor Ort
nachzufragen.

> **Expertenkonsens**
> Wesentliche Aufgabe der multiprofessionellen gemeindepsychiatrischen Teams
> soll neben der bedarfsorientierten und flexiblen Behandlung die gemeinsame
> Verantwortung sowohl für die gesundheitliche als auch die psychosoziale
> Versorgung der Betroffenen sein und so die Behandlungskontinuität sichern.

4

Ziel soll eine Behandlung sein, die sich am individuellen Bedarf der Betroffenen und an der Intensität der erforderlichen Interventionen zu jedem Zeitpunkt
des Behandlungsprozesses orientiert. Im Sinne der Forderung nach einer Behandlung „ambulant vor stationär" sollen, wo möglich, stationäre Behandlungen
vermieden werden.

Adressen und weiterführende Links
- Psychiatrienetz[4] mit zahlreichen Informationen zu den Strukturen und
  Angeboten der Gemeindepsychiatrie: ▶ https://www.psychiatrie.de/
- Der Dachverband Gemeindepsychiatrie e.V. als bundesweiter Zusammen-
  schluss gemeindepsychiatrischer Trägerorganisationen, Selbsthilfe- und
  Bürgerorganisationen stellt auf seiner Internetseite eine Karte zu regionalen
  Hilfen der Gemeindepsychiatrie bereit: ▶ http://dvgp.mapcms.de/
- Das Portal psychenet.de des im Rahmen des vom Bundesministerium für
  Bildung und Forschung (BMBF) geförderten Projekts *psychenet – Hamburger
  Netz psychische Gesundheit* bietet wissenschaftlich fundierte Informationen
  zu häufigen psychischen Erkrankungen sowie weiteren Themen und zum
  deutschen Hilfesystem im Bereich psychische Gesundheit: ▶ https://
  www.psychenet.de/de/hilfe-finden/hilfesystem-im-ueberblick.html
- Der Paritätische Gesamtverband und seine Fachverbände – der Dachverband
  Gemeindepsychiatrie e.V. und die Deutsche Gesellschaft für Soziale
  Psychiatrie – haben die Broschüre „Home Treatment GEMEINSAM HANDELN"
  erstellt. Die Broschüre enthält u. a. einen Überblick über die aktuelle Situation durch die Darstellung von Angeboten, deren wesentlichen Zielstellun-
  gen, Leistungen und grundlegenden Rechtsnormen: ▶ https://www.der-
  paritaetische.de/fileadmin/user_upload/Publikationen/doc/
  home-treatment-2018_web.pdf

Ambulante psychiatrische Pflege als wichtiger Baustein in der gemeindepsychiatrischen Behandlung

Neben Ärzten, Sozialarbeitern, Psychologen und anderen Fachpersonen nehmen Pflegefachpersonen in der psychiatrischen Versorgung eine wichtige Rolle ein. Sowohl im
stationären Bereich als auch in gemeindenahen und aufsuchenden Bereichen begleiten
Pflegefachpersonen psychisch kranke Menschen im Rahmen der multiprofessionellen
Behandlung. Ziele hierbei sind die Unterstützung und Erreichung von bestmöglichen
Behandlungs- und Betreuungsergebnissen sowie die Verbesserung der Lebensqualität
in allen Phasen des Lebens. Psychiatrische Pflegefachpersonen wollen – aufbauend auf

---

4 Das Psychiatrienetz wird von folgenden Verbänden und Verlagen getragen: Bundesverband der
   Angehörigen psychisch erkrankter Menschen e.V. (BApK), Dachverband Gemeindepsychiatrie e.V.,
   Deutsche Gesellschaft für Soziale Psychiatrie e.V. (DGSP), Psychiatrie Verlag GmbH, BALANCE buch
   + medien verlag.

den persönlichen Stärken der betroffenen Person sowie auf der Basis der gemeinsamen Klärung der Ziele – Wachstum, Entwicklung und Recovery von Menschen mit psychischen Hilfebedarfen fördern und unterstützen.

> ⊕ Ambulante Psychiatrische Pflege (APP) ist geeignet, den breiten und oft wechselnden Hilfebedarfen von Menschen mit schweren psychischen Störungen und ihren Angehörigen im direkten Lebensumfeld mit einer großen Vielfalt wirksamer Interventionen zu begegnen. APP soll als Hilfe in Krisenzeiten, als mittel- und längerfristige Unterstützung bei Funktionseinschränkungen, zur Herstellung/Förderung von Selbst- und Krankheitsmanagement sowie zur Förderung individueller Recovery-Prozesse verordnet werden.

Die ambulante psychiatrische Pflege ist ärztlich verordnungspflichtig und wird von der Krankenkasse getragen. Durch Behandlungseinsichtsförderung und Beziehungsaufbau, Anleitung zur Alltagsbewältigung und Unterstützung in Krisensituationen sollen Krankenhausbehandlungen verkürzt oder verhindert werden. Eine entsprechende Verordnung ist an bestimmte Diagnosen und Fähigkeitsstörungen gebunden. Allerdings wird APP in Deutschland nicht flächendeckend vorgehalten. Daher steht die APP nur einem Teil der Patienten als Bestandteil des regionalen Versorgungssystems zur Verfügung. Es wird empfohlen, sich beim behandelnden Arzt oder bei der Krankenkasse nach den Möglichkeiten zu erkundigen.

Case Management (☆☆)

Was bedeutet Case Management?

Im Bereich des Case Managements (auch Fallmanagement) unterscheidet man viele verschiedene Formen. An dieser Stelle sollen einige wichtige gemeinsame Aufgaben und Grundsätze benannt werden:

- Case Management, im Folgenden durch CM abgekürzt, soll die Patienten dabei unterstützen, sich in der Vielzahl von psychiatrischen, psychotherapeutischen und psychosozialen Behandlungs- und Unterstützungsangeboten zu orientieren
- und diese auch zu erreichen und bedarfsgerecht in Anspruch zu nehmen. Ein Case Manager übernimmt dabei wichtige Koordinierungsaufgaben.
- CM soll sicherstellen, dass die Behandlungen aufrechterhalten werden und es möglichst nicht zu Abbrüchen kommt.
- CM zielt auf eine individuell zugeschnittene Behandlung, die sich an den Bedürfnissen und Interessen der Patienten orientiert.

Bedeutender Unterschied zu den oben beschriebenen multiprofessionellen teambasierten Ansätzen ist, dass der Fallmanager in der Regel allein die Verantwortung für die von ihm begleitenden Patienten trägt und diese nicht in einem Team teilt.

Kann Case Management empfohlen werden?

Die Studienlage zu CM ist sehr uneinheitlich. Erschwert wird ein klares Bild durch die vielen verschiedenen Formen von CM. Deshalb kann CM nicht uneingeschränkt für die Routineversorgung aller Patienten empfohlen werden.

4

> ❯ Es sollte im Einzelfall geprüft werden, ob die Begleitung durch einen Case
> Manager hilfreich sein kann (Mittlere Empfehlungsstärke ☆☆).

Wo findet Case Management statt und wie erhält man Zugang?

In Deutschland findet der Patient ein großes und zum Teil unübersichtliches Behandlungs-
und Versorgungssystem vor, was ein Zurechtfinden in diesem oft erschwert. Aufgrund
damit verbundener Erfordernisse nach einem höheren Koordinierungsaufwand findet
Case Management zunehmend auch in Deutschland statt. Trotz einer gewissen Bandbreite
an verschiedenen Formen des Case Managements, wird insbesondere das **Modell einer
koordinierenden Bezugsperson** im Rahmen des personenzentrierten Ansatzes bei der
Behandlung von schwer und chronisch psychisch kranken Menschen in verschiedenen
Regionen des Landes umgesetzt. In Kombination mit dem Integrierten Behandlungs- und
Rehabilitationsplan und der Hilfeplankonferenz bieten diese Instrumente bei Erhalt wich-
tiger therapeutischer und sozialer Bezüge die Möglichkeit, notwendige Hilfen flexibel so-
wie personen- und bedarfsorientiert auszurichten. In der Praxis finden sich vergleichbare
Hilfen auch unter anderer Bezeichnung (z. B. therapeutische Hauptbezugsperson).

Die koordinierende Bezugsperson wird im Rahmen des Behandlungs- und Rehabi-
litationsplanes, an dessen Planung Betroffene und Angehörige, sowie Vertreter des So-
zialpsychiatrischen Dienstes, der Klinik oder anderer Leistungserbringer (z. B. aus den
Bereichen Wohnen, Arbeit, Therapie) sowie Leistungsträger beteiligt sind, bestimmt.
Aufgabe der koordinierenden Bezugsperson ist, den Rehabilitationsprozess längerfris-
tig zu begleiten und als Ansprechpartner für Patient und Angehörige sowie alle anderen
Beteiligten zur Verfügung zu stehen. Die koordinierende Bezugsperson achtet auf die
Umsetzung der vereinbarten Hilfen und trägt Verantwortung für den kontinuierlichen
Informationsaustausch.

Als eine weitere Form von Case Management kann die ambulante **Soziotherapie
nach § 37a SGB V** betrachtet werden. Soziotherapie soll die Koordinierung der verschiedenen Versorgungsleistungen unterstützen und die Betroffen motivieren, bestehende
Unterstützungsangebote selbständig in Anspruch zu nehmen. Darüber hinaus sieht das
Leistungsspektrum von Soziotherapie vor, Hilfen in Krisensituationen zur Verfügung zu
stellen, beim Aufbau und Erhalt von Tagesstrukturen zu unterstützen, soziale Kompetenzen zu fördern, Arbeit im sozialen Umfeld zu leisten und somit auch Klinikaufenthalte zu
vermeiden bzw. zu verkürzen. Leistungserbringer von Soziotherapie sind z. B. Dip-
lom-Sozialarbeiter, Diplom-Sozialpädagogen oder Pflegefachpersonen der Psychiatrie.
Soziotherapie ist eine Leistung der Krankenkassen. Sie wird von einem Arzt verordnet.

Adressen und weiterführende Links
- Informationsportal zur psychischen Gesundheit und zu Nervenerkrankungen:[5] ▶ https://www.neurologen-und-psychiater-im-netz.org/psychiatrie-
  psychosomatik-psychotherapie/therapie/soziotherapie/was-ist-soziotherapie/

---

5   Herausgegeben von Berufsverbänden und Fachgesellschaften für Psychiatrie, Kinder- und
    Jugendpsychiatrie, Psychotherapie, Psychosomatik, Nervenheilkunde und Neurologie aus
    Deutschland und der Schweiz.

4.3.2 Möglichkeiten zur Teilhabe am Arbeitsleben (☆☆☆/☆☆)

Was bedeutet berufliche Rehabilitation?

Als Maßnahmen der beruflichen Rehabilitation werden alle psychosozialen Interventionen verstanden, die auf eine Verbesserung der Arbeits- und Beschäftigungssituation psychisch kranker Menschen abzielen. Es konnte wissenschaftlich wiederholt aufgezeigt werden, dass Arbeit günstige Auswirkungen auf die psychische Gesundheit auch schwer psychisch erkrankter Menschen hat. Umgekehrt ist eine lang andauernde Arbeitslosigkeit mit negativen Folgen verbunden und führt beispielsweise zu einem Verlust der Tagesstruktur, zur Ausdünnung sozialer Kontakte, zu finanziellen Schwierigkeiten, gesellschaftlicher Stigmatisierung (➲ Wörterbuch) oder einer Verminderung des Selbstwertgefühls. Damit kommt der (Wieder-)Erlangung einer Beschäftigung für den Recovery-Prozess eine hohe Bedeutung zu. Ein Großteil der Menschen mit einer schweren psychischen Erkrankung wünscht sich dabei eine Beschäftigung auf dem allgemeinen Arbeitsmarkt (➲ Wörterbuch). Gleichzeitig verbinden sich mit dem Wunsch nach einer beruflichen Beschäftigung auch Ängste und Zweifel hinsichtlich einer möglichen Überforderung und einem (erneuten) Scheitern. Entscheidend für ein Gelingen sind geeignete Ansätze und unterstützende Maßnahmen.

Grob lassen sich zwei große methodische Ansätze der Arbeitsrehabilitation unterscheiden:

(1) Beim **Vorbereitenden Arbeitstraining** (engl. Pre-Vocational-Training) erfolgen mit dem Ziel einer Rückkehr auf den allgemeinen Arbeitsmarkt zunächst berufsvorbereitende Maßnahmen. Diese können z. B. aus Arbeitstherapie, Bewerbungstrainings und übergangsweiser Beschäftigung in einem geschützten Arbeitsverhältnis bestehen. Erst im Anschluss an dieses Training unter „beschützten" Bedingungen wird die Eingliederung in den allgemeinen Arbeitsmarkt angestrebt (*„erst trainieren, dann platzieren"*).

(2) Bei der **Unterstützten Beschäftigung** (engl. Supported Employment) erfolgt ein umgekehrtes Vorgehen. Angestrebt wird bereits in der ersten Phase der Rehabilitation und unter der Voraussetzung entsprechender Motivation, ein Arbeitsplatz auf dem allgemeinen Arbeitsmarkt. Hier wird der Betroffene durch spezialisierte Dienste professionell unterstützt (*„erst platzieren, dann trainieren"*). Diese direkte Unterstützung am Arbeitsplatz durch einen Jobtrainer orientiert sich an den Bedarfen der betroffenen und arbeitnehmenden Person. Ziel ist eine andauernde Beschäftigung in einem normalen Arbeitsverhältnis. Augenmerk wird auf die Passung zwischen Anforderungen, die die Arbeit an den Rehabilitanden stellt und die Besonderheiten des Rehabilitanden gelegt. Gleichzeitig ist der Jobtrainer Ansprechpartner für den Arbeitgeber und andere Mitarbeitende. Möglichen Krisen soll so bereits im Vorfeld begegnet werden. Im Idealfall ist der Jobtrainer auch mit dem multiprofessionellen Behandlungsteam (➲ Wörterbuch) verwoben.

Kann berufliche Rehabilitation empfohlen werden?

Es gibt zahlreiche wissenschaftliche Befunde, die eine deutliche Überlegenheit des Ansatzes der raschen Platzierung auf dem ersten Arbeitsmarkt (Unterstützte Beschäftigung, engl. Supported Employment) hinsichtlich der Arbeitsraten, der Jobhaltedauer und anderer arbeitsbezogener Zielgrößen aufzeigen. Daneben zeigen sich in den Studien Effekte auf nicht-arbeitsbezogene Zielvariablen. So kann die Teilnahme an Unterstützter Beschäftigung auch in einer verbesserten psychischen Gesundheit, verringerter (teil-)stationärer Behandlungsnotwendigkeit, höherer Lebensqualität und höherem Selbstwertgefühl resultieren.

> Eine Empfehlung lautet: Menschen mit schweren psychischen Erkrankungen und dem Wunsch nach einer Tätigkeit auf dem allgemeinen Arbeitsmarkt sollen im Rahmen der Förderung beruflicher Teilhabe Programme mit dem Ziel einer raschen Platzierung direkt auf einem Arbeitsplatz des allgemeinen Arbeitsmarktes und notwendiger Unterstützung (Supported Employment) angeboten werden (Starke Empfehlungsstärke ☆☆☆).

In Studien wurde auch die Wirksamkeit kombinierter Maßnahmen untersucht. So wurde der Ansatz der Unterstützten Beschäftigung abhängig von den Bedarfen der Nutzer beispielsweise durch ein Training von Denken, Aufmerksamkeit und Gedächtnis oder durch ein Training sozialer Kompetenzen ergänzt. Hierbei können ganz gezielt Fertigkeiten trainiert werden, die am jeweiligen Arbeitsplatz relevant sind.

> Die Wirksamkeit von Ansätzen nach den Prinzipien von Supported Employment kann durch begleitende trainierende Interventionen erhöht werden. Diese sollten deshalb in Abhängigkeit der individuellen Bedarfe Anwendung finden (Mittlere Empfehlungsstärke ☆☆).

Angebote nach den Prinzipien „erst trainieren – dann platzieren" sind sehr vielgestaltig und in Deutschland gut ausgebaut. Allerdings gibt es wenige Wirksamkeitsstudien. Gegenüber Ansätzen der Unterstützten Beschäftigung scheinen sie jedoch deutlich unterlegen. Bei der Wahl des Ansatzes für eine berufliche Wiedereingliederung sollten immer auch die individuellen Vorstellungen der betroffenen Personen berücksichtigt werden.

> Für schwer psychisch kranke Menschen sollten auch Angebote vorgehalten werden, die nach dem Prinzip „erst trainieren – dann platzieren" vorgehen. Diese sind insbesondere für die Teilgruppe schwer psychisch kranker Menschen ohne Präferenz für eine sofortige Beschäftigung auf dem allgemeinen Arbeitsmarkt bedeutsam. Ziel ist die Platzierung auf dem allgemeinen Arbeitsmarkt mit Unterstützung (Mittlere Empfehlungsstärke ☆☆).

Maßnahmen zur Unterstützung der beruflichen Teilhabe sollen zudem frühzeitig, möglichst schon während der Behandlung, beginnen. Entsprechende Maßnahmen sollen über alle verschiedenen Leistungsbereiche und Leistungsträger (Krankenversicherung, Rentenversicherung, Agentur für Arbeit, Jobcenter, Integrationsämter, Sozialämter) abgestimmt und koordiniert durchgeführt werden. Zur personenzentrierten Abstimmung der Hilfen bedarf es eines persönlichen Ansprechpartners.

Bei der Auswahl von Leistungen zur Teilhabe am Arbeitsleben sollen Eignung, Neigung und bisherige Tätigkeit der erkrankten Person sowie die Lage und Entwicklung auf dem Arbeitsmarkt angemessen berücksichtigt werden. Einer individuellen und gezielten beruflichen Beratung, die frühzeitig im Behandlungs- und Rehabilitationsprozess zur Klärung der beruflichen Perspektive stattfindet, muss hohe Priorität eingeräumt werden. Gelingende berufliche Teilhabe soll ganz unabhängig davon, ob aktuell ein Arbeitsverhältnis besteht oder nicht, als eine feste Zielvariable im gesamten Behandlungs- und Rehabilitationsprozess formuliert werden.

> **Expertenkonsens**
> Die Förderung beruflicher Teilhabe schwer psychisch kranker Menschen sollte darauf ausgerichtet werden, den Arbeitsplatzverlust zu vermeiden. Dazu bedarf es beim Auftreten psychischer Erkrankungen eines frühzeitigen Einbezuges entsprechender Dienste bzw. Hilfen.

Eng verbunden mit einer beruflichen Tätigkeit ist eine abgeschlossene Ausbildung.

> **Expertenkonsens**
> Das Vorhandensein einer abgeschlossenen Ausbildung ist als Grundlage für die Teilhabe am Arbeitsleben für Menschen mit schweren psychischen Erkrankungen von enormer Wichtigkeit. Daher sollten reguläre schulische, akademische, betriebliche und besondere Ausbildungsangebote wohnortnah und mit entsprechenden flankierenden Unterstützungsangeboten zur Verfügung stehen.

Wo findet berufliche Rehabilitation statt und wie erhält man Zugang?

In Deutschland gibt es ein umfassendes, sehr differenziertes System an Angeboten zur beruflichen Rehabilitation psychisch kranker Menschen. Im Folgenden wird ein Überblick angestrebt:

Einrichtungen, die vorwiegend nach dem **Prinzip „erst trainieren, dann platzieren"** arbeiten, sind in Deutschland insbesondere die Träger der ambulanten Arbeitstherapie, Rehabilitationseinrichtungen für psychisch Kranke (RPK), berufliche Trainingszentren (BTZ), Berufsförderungswerke (BFW), Berufsbildungswerke (BBW) sowie Werkstätten für behinderte Menschen (WfbM).

Arbeitstherapeutische Maßnahmen stehen gewissermaßen am Beginn der rehabilitativen Versorgungskette. Sie stellen oftmals einen wichtigen vorbereitenden Schritt für weitergehende berufliche Rehabilitationsmaßnahmen dar. Vor allem in der stationär-psychiatrischen Behandlung ist Arbeitstherapie als Behandlungsform ein fester Bestandteil. Arbeitstherapie findet aber zunehmend auch in ambulanten Bereichen Anwendung. Ambulante Arbeitstherapie richtet sich an psychisch erkrankte Menschen, die noch gering belastbar sind und ist zumeist auf die Förderung von Grundarbeitsfähigkeiten wie etwa Konzentrationsfähigkeit und Durchhaltevermögen ausgerichtet.

In *Rehabilitationseinrichtungen für psychisch Kranke (RPK)* wird eine integrierte medizinisch-berufliche Rehabilitation ausschließlich für psychisch kranke Menschen angeboten. Das Leistungsangebot zur beruflichen Rehabilitation umfasst zum Beispiel Berufsfindungsmaßnahmen, Arbeitserprobungen/Praktika, Arbeitstraining, berufliche Anpassungen im erlernten bzw. angelernten Berufsfeld oder Bewerbertraining. RPK's verfügen über die Möglichkeit, individuell auf den Ausbildungsstand und die Leistungsfähigkeit des Rehabilitanden zugeschnittene Maßnahmen anzubieten. Es werden in zahlreichen RPK's auch Angebote vorgehalten, die Merkmale von Unterstützter Beschäftigung enthalten.

Berufliche Trainingszentren (BTZ) sind ebenfalls Spezialeinrichtungen zur beruflichen Rehabilitation von Menschen mit psychischen Erkrankungen. Aufgenommen werden sowohl Menschen, die noch im Arbeitsleben stehen, bei denen aber aufgrund der psychischen Probleme der Arbeitsplatz gefährdet ist, als auch Menschen ohne Arbeit, die nur mit Hilfe einer beruflichen und psychosozialen Förderung wieder eingegliedert werden können. Eine Belastbarkeit von mindestens vier Stunden pro Tag ist Voraussetzung für eine Aufnahme in ein BTZ. Berufliche Trainingszentren bedienen sich einer Vielfalt von Methoden und Förderangeboten, um die für eine (Wieder-)Eingliederung in den allgemeinen Arbeitsmarkt (➲ Wörterbuch) notwendigen fachlichen und sozialen Kompetenzen bei den Teilnehmern zu fördern. Das Leistungsspektrum lässt sich dabei grob in Berufliche Trainingsmaßnahmen, Vorbereitungsmaßnahmen auf Ausbildung oder Umschulung und Assessment-Maßnahmen (u. a. Berufsfindung/Arbeitserprobung) gliedern. Es kommen in den Maßnahmen sehr häufig betriebliche Praktika zur Anwendung. Zahlreiche Berufliche Trainingszentren haben in ihrem Angebotsspektrum Maßnahmen, die Elemente von Unterstützter Beschäftigung enthalten.

Berufsförderungswerke (BFW) sind auf die besonderen Belange gesundheitlich eingeschränkter Menschen eingerichtete Bildungsunternehmen, deren Fokus auf der Umschulung und Fortbildung von Menschen mit abgeschlossener Erstausbildung und Berufserfahrung liegt. Es wird mit einer achtstündigen Belastbarkeit zu Maßnahmebeginn von den Teilnehmern mehr gefordert als in einem BTZ oder einer RPK. Einige BFW halten spezielle Angebote für psychisch kranke Menschen vor. Das Angebotsspektrum von Berufsförderungswerken umfasst Lehrgänge, die anerkannten Ausbildungsberufen entsprechen, Fortbildungslehrgänge und Leistungen zur Berufsfindung und Arbeitserprobung. In einigen Einrichtungen werden auch Rehabilitations-Vorbereitungslehrgänge (RVL) angeboten. Seit 2007 gibt es in allen Berufsförderungswerken Nachbetreuungs angebote *(„JobTrains")* für Teilnehmer, die nach Ende der Qualifizierung noch keinen Arbeitsplatz gefunden haben. Berufsförderungswerke sind überwiegend im ländlichen oder kleinstädtischen Bereich angesiedelt. Einrichtungen, die auf die Zielgruppe psychisch kranker Menschen ausgerichtet sind, gibt es in jedem Bundesland.

Berufsbildungswerke (BBW) sind auf die Erstausbildung und Berufsvorbereitung beeinträchtigter junger Menschen ausgerichtet, wobei bundesweit 25 Häuser (auch) Menschen mit psychischen Erkrankungen aufnehmen. Berufsbildungswerke bieten auch Arbeitserprobungen und Eignungsabklärungen an, um für Jugendliche den passenden Beruf zu finden.

Werkstätten für behinderte Menschen (WfbM) stellen im Spektrum der bisher erwähnten Rehabilitationseinrichtungen die niedrigsten Anforderungen an die Belastbarkeit der Rehabilitanden. Werkstätten sind gegliedert in einen Berufsbildungsbereich, der den Teilnehmern eine angemessene berufliche Bildung ermöglichen soll, sowie einen Arbeitsbereich, der im Anschluss an die Berufsbildung eine unbefristete Beschäftigung zu einem leistungsgemäßen Entgelt sichert. Auch im Arbeitsbereich findet eine weitergehende Förderung statt. Dennoch gelingt nur sehr wenigen Teilnehmern der Übergang auf den allgemeinen Arbeitsmarkt. Zum Angebot an WfbM-Arbeitsplätzen gehören auch ausgelagerte Plätze auf dem allgemeinen Arbeitsmarkt. Diese werden zum Zwecke des Übergangs und als dauerhaft ausgelagerte Plätze angeboten. Seit dem Jahr 2004 gibt es basierend auf einem saarländischen Modellprojekt auch *Virtuelle Werkstätten*, die vollständig auf eigene Produktionsstätten verzichten und deren Mitarbeiter psychisch erkrankte Menschen stattdessen individuell auf Arbeitsplätzen des ersten Arbeitsmarktes platzieren und dort vor Ort unterstützen.

In Deutschland haben sich weitere Angebote zur beruflichen Rehabilitation psychisch kranker Menschen entwickelt, in denen sich die Bedingungen denen des ersten Arbeitsmarktes annähern. Zu diesen Angeboten zählt beispielsweise die achtmonatige, von der Agentur für Arbeit finanzierte Maßnahme der **Beruflichen Reintegration für psychisch kranke Menschen (BeRe-PK)**, in der frühzeitig ein betriebsgestütztes Training zum Einsatz kommt. Zu diesen Angeboten zählen weiterhin die Integrationsprojekte bzw. -firmen und die Zuverdienstprojekte.

Bei den **Inklusionsfirmen** (bekannt auch als Integrationsprojekte oder Integrationsfirmen) nach SGB IX (► Abschn. 6.2) handelt es sich um ein Instrument zur dauerhaften beruflichen Eingliederung schwerbehinderter Menschen. 2016 wurde per Gesetz der beschäftigte Personenkreis in Integrationsprojekten erweitert. Es muss demnach nicht zwingend eine förmliche Schwerbehinderung aufgrund einer psychischen Erkrankung vorliegen. Bei den Inklusionsfirmen handelt es sich um rechtlich und wirtschaftlich selbstständige Unternehmen oder unternehmensinterne oder von öffentlichen Arbeitgebern geführte Betriebe oder Abteilungen, die schwerbehinderten Menschen Arbeitsplätze und arbeitsbegleitende Betreuung bieten. Gegebenenfalls bieten Integrationsprojekte auch Belastungserprobungen, berufsvorbereitende Bildungsmaßnahmen oder berufliche Weiterbildungen an. Obwohl Integrationsprojekte rein rechtlich dem ersten Arbeitsmarkt zuzurechnen sind, stehen sie genau genommen im Übergangsfeld zwischen den beschützenden Werkstätten für behinderte Menschen und dem ersten Arbeitsmarkt. Sie können für Patienten nach dem Aufenthalt in einer psychiatrischen Einrichtung eine sinnvolle Station zur Vorbereitung auf den ersten Arbeitsmarkt sein oder aber längerfristige bzw. dauerhafte Beschäftigung bieten.

Zuverdienstangebote bestehen im Bereich der Integrationsunternehmen, daneben aber auch in Einrichtungen der gemeindepsychiatrischen Versorgung (beispielsweise in Tagesstätten) oder unter dem Dach von Vereinen. Sie bieten psychisch kranken Menschen geringfügige Teilzeitbeschäftigung bei zumeist frei vereinbarten Arbeitszeiten und unter Rücksichtnahme auf Leistungsschwankungen und Krankheitsausfälle. Die konkreten Bedingungen der Beschäftigung leiten sich aus der Zielgruppe und den vorhandenen Strukturen des jeweiligen Anbieters ab. Insgesamt ist in der Bundesrepublik eine große Vielfalt der entsprechenden Angebote zu verzeichnen. Mit dem Eintritt in ein Zuverdienstprojekt begründet sich nicht immer ein Arbeitsvertrag entsprechend den gesetzlichen Vorgaben zur geringfügigen Beschäftigung. Durchaus üblich ist auch ein Betreuungsvertrag mit entsprechenden Vereinbarungen zur Zahlung des Entgeltes, z. B. als „Aufwands entschädigung". Gemeinsam ist allen Zuverdienstprojekten, dass wirtschaftlich verwertbare Produkte oder Dienstleistungen hergestellt bzw. erbracht werden und die Entlohnung der Mitarbeiter an die Arbeitsleistung gekoppelt ist.

In diesem Zusammenhang sind die **Integrationsfachdienste** (IFD) zu nennen. Integrationsfachdienste beraten und unterstützen schwerbehinderte Menschen im Arbeitsleben oder bei der Suche nach einem passenden Ausbildungs- oder Arbeitsplatz.

Die Mitarbeiter der Integrationsfachdienste sind für diese Aufgabe besonders qualifiziert: Neben einem sozial-/pädagogischen Studium und der erforderlichen beraterischen Ausbildung bringen sie meist auch Erfahrungen aus Vorberufen (Industrie, Handwerk, Handel oder Verwaltung) mit. Die Integrationsfachdienste kennen sich mit allen Formen von Behinderungen aus. Sie beraten neutral und unparteiisch. Zu ihren Kernaufgaben zählt auch, sich um die Erhaltung der Arbeitsplätze von Betroffenen zu kümmern. In Deutschland gibt es ein flächendeckendes Netz an Integrationsfachdiensten.

4

Weitere bisher nicht benannte **Maßnahmen**, die u. a. auch dann zur Anwendung kommen können, wenn ein aktuelles Arbeitsverhältnis besteht, sind beispielsweise das Persönliche Budget (▶ Abschn. 6.2), die Erweiterte Arbeitserprobung (EAP), die stufenweise Wiedereingliederung nach dem Hamburger Modell oder vorbereitende Maßnahmen auf eine berufliche Rehabilitation oder Bildungsmaßnahme. Hinzu kommen diverse Kostenübernahmemöglichkeiten oder auch die Unterstützte Existenzgründung. Ausführliche Informationen zu den Zugangsvoraussetzungen, zu Dauer, Finanzierungsmöglichkeiten und Setting der Maßnahmen finden sich im Teilhabekompass der beruflichen Teilhabe der Deutschen Gesellschaft für Psychiatrie und Psychotherapie, Psychosomatik und Nervenheilkunde (DGPPN) (⊃ Kasten Adressen und weiterführende Links).

In Deutschland kommen bislang überwiegend arbeitsrehabilitative Programme, die nach dem Prinzip „erst trainieren, dann platzieren" ausgerichtet sind, zum Einsatz. Allerdings ist ein Trend dahin gehend erkennbar, dass in viele dieser Programme zunehmend Elemente der Unterstützten Beschäftigung einfließen – oftmals kann man deshalb auch von „Mischformen" zwischen Vorbereitendem Training und Unterstützter Beschäftigung sprechen. In solchen Mischformen findet sich trotz eines (kurzen) vorbereitenden Trainings eine deutliche Ausrichtung auf eine Beschäftigung auf dem 1. Arbeitsmarkt – beispielsweise durch frühzeitige Praktika in Betrieben des 1. Arbeitsmarktes, die von vornherein auf eine Festanstellung ausgerichtet sind. Mit dem Ziel einer stärkeren Umsetzung des Ansatzes *erst platzieren, dann trainieren* wurde Anfang 2009 die Maßnahme „Unterstützte Beschäftigung" im Sozialgesetzbuch gesetzlich verankert (⊃ Hinweis Unterstützte Beschäftigung).

⊃ **Unterstützte Beschäftigung nach § 38a SGB IX (alte Fassung) bzw. in § 55 SGB IX (neue Fassung ab 2018)**
Ziel von Unterstützter Beschäftigung ist es, die notwendigen Rahmenbedingungen für dauerhafte, bezahlte, reguläre Arbeitsverhältnisse für Menschen mit Behinderung – unabhängig von Art und Umfang der Behinderung – in Betrieben des allgemeinen Arbeitsmarktes zu schaffen und zu erhalten. Unterstützte Beschäftigung zielt auf bezahlte Arbeit in Betrieben des allgemeinen Arbeitsmarktes, auch dann, wenn ein sozialversicherungspflichtiges Arbeitsverhältnis nicht erreicht werden kann.
Kerninhalte von Unterstützter Beschäftigung liegen beispielsweise in der persönlichen Berufs- und Zukunftsplanung, in der Erarbeitung eines individuellen Fähigkeitsprofils und in der Suche nach einem Arbeitsplatz. Hierbei erfolgen auch eine Arbeitsplatzanalyse und eine erforderlichenfalls notwendige Anpassung des

Arbeitsplatzes. Inhalte sind zudem die Qualifizierung im Betrieb (Job Coaching) sowie die Sicherung des Arbeitsverhältnisses durch die kontinuierliche Unterstützung der Arbeitgeber und unterstützten Arbeitnehmer bei auftretenden Fragen oder Problemen im weiteren Verlauf der Beschäftigung.

Adressen und weiterführende Links

- Teilhabekompass I der DGPPN. Berufliche Integrationsmaßnahmen in Deutschland für Menschen mit schweren psychischen Erkrankungen – neue aktualisierte Version unter Berücksichtigung des Bundesteilhabegesetzes: ▶ https://teilhabekompass.de/
- Internetseite der Bundesarbeitsgemeinschaft für Unterstützte Beschäftigung e.V. mit umfangreichen Informationen: ▶ https://www.bag-ub.de/
- Die Bundesarbeitsgemeinschaft Inklusionsfirmen (BAG IF) unterstützt die Entwicklung von Zuverdienstangeboten in Deutschland seit vielen Jahren. Mit ihrem Projekt „Zuverdienst: Ein Beitrag zur inklusiven Gesellschaft" hat die BAG IF zwischen 2014 und 2017 gezielt auf die Verbreitung und Weiterentwicklung des Zuverdienstansatzes hingewirkt: ▶ https://mehrzuverdienst.de/
- Internetseite der Bundesarbeitsgemeinschaft Rehabilitation psychisch Kranker e.V. mit umfangreichen Informationen und einer Standortkarte zu Einrichtungen ▶ http://www.bagrpk.de/
- Internetseite der Bundesarbeitsgemeinschaft der Berufsbildungswerke mit umfangreichen Informationen und systematischer Suchmöglichkeit nach relevanten Anbietern: ▶ http://www.bagbbw.de/
- Internetseite der Arbeitsgemeinschaft Deutscher Berufsförderungswerke mit umfangreichen Informationen und einer Standortkarte zu Einrichtungen: ▶ http://www.arge-bfw.de/
- Internetseite der Bundesarbeitsgemeinschaft Beruflicher Trainingszentren: ▶ http://www.bag-btz.de
- Internetseite der Bundesarbeitsgemeinschaft Werkstätten für behinderte Menschen e.V. stellt viele aktuelle Themen rund um die berufliche Rehabilitationen vor: ▶ http://www.bagwfbm.de/
- Internetseite der Integrationsfachdienste mit Suchmöglichkeiten nach regionalen Ansprechpartnern: ▶ http://www.ifd-bw.de/
- Internetseite der Bundesagentur für Arbeit informiert zum Thema berufliche Rehabilitation und stellt verschiedene Merkblätter und Broschüren zur Verfügung: ▶ http://www.arbeitsagentur.de/nn_26392/Navigation/zentral/Buerger/Hilfen/Rehabilitation/Rehabilitation-Nav.html
- Das Webportal für Menschen mit Behinderungen, ihre Angehörigen, Verwaltungen und Unternehmen „einfach teilhaben" bietet ein breites Spektrum an Informationen nicht nur zur beruflichen Teilhabe: ▶ http://www.einfach-teilhaben.de/DE/StdS/Home/stds_node.html

> — Die Bundesarbeitsgemeinschaft für Rehabilitation bietet viele Infos auch zur
> Teilhabe am Arbeitsleben, u. a. ein Verzeichnis der Anbieter entsprechender
> Leistungen: ▶ https://www.bar-frankfurt.de/themen/arbeitsleben.html
> — Psychiatrienetz[6] mit zahlreichen Informationen zum Thema Arbeit: ▶ https://
> www.psychiatrie.de/arbeit.html

4

4.3.3 Möglichkeiten zur sozialen Teilhabe (☆☆☆)

Seit 2009 gilt in Deutschland die UN-Behindertenrechtskonvention (UN-BRK). Neben
dem Schutz vor Benachteiligung sind die „volle und wirksame Teilhabe an der Gesellschaft und Einbeziehung in die Gesellschaft" die zentralen Prinzipien der UN-BRK. Mit
dem Bundesteilhabegesetz wird das deutsche Recht im Lichte der UN-BRK weiterent-
wickelt. Damit haben Menschen mit Behinderung, oder Menschen, die von Behinderung bedroht sind, einen noch umfassenderen **Anspruch auf Leistungen zur sozialen
Teilhabe**. Diese Rehabilitations- bzw. Sozialleistungen sind vorrangig im SGB IX verankert. Ziel dieser Teilhabeleistung ist es, die Behinderung abzuwenden, zu beseitigen,
zu mindern, ihre Verschlimmerung zu verhüten oder ihre Folgen zu mildern. Leistungen
zur sozialen Teilhabe werden erbracht, um die gleichberechtigte Teilhabe am Leben in
der Gesellschaft zu ermöglichen oder zu erleichtern. Dazu gehört insbesondere die Befähigung und Unterstützung einer möglichst selbstbestimmten und eigenverantwortli-
chen Lebensführung im eigenen Wohn- und Sozialraum.

Sozialpsychiatrische Leistungen zur Selbstversorgung im Bereich Wohnen

Was bedeuten sozialpsychiatrische Hilfen zur Selbstversorgung im Bereich Wohnen?

Unterstützung im Bereich Wohnen stellt eine Schlüsselkomponente der Hilfeangebote
für Menschen mit schweren psychischen Erkrankungen dar. Die eigene Wohnung bedeutet für Menschen mit psychischen Erkrankungen eine stabilisierende Basis, auf der
sich tägliche Alltagsroutine und soziale Teilhabe aufbauen lassen. Es wird davon ausgegangen, dass Menschen mit schweren psychischen Erkrankungen und komplexem
Hilfebedarf in Bezug auf das Wohnen prinzipiell dieselben Wünsche und Bedürfnisse
wie andere Menschen haben, jedoch in unterschiedlichem Ausmaß Unterstützung benötigen.

Zu den Unterstützungsleistungen können alle Leistungen zählen, die mit der ‚Sorge
um sich selbst' verknüpft sind: die Sorge um das Wohnen und das soziale Umfeld, um
die Gesundheit, Ernährung und Hygiene, die Kleidung, die Wahrnehmung von Arzt-

---

6   Das Psychiatrienetz wird von folgenden Verbänden und Verlagen getragen: Bundesverband der
Angehörigen psychisch erkrankter Menschen e.V. (BApK), Dachverband Gemeindepsychiatrie e.V.,
Deutsche Gesellschaft für Soziale Psychiatrie e.V. (DGSP), Psychiatrie Verlag GmbH, BALANCE buch
+ medien verlag.

terminen und Behördengängen, die Pflege von Familienkontakten oder die Einnahme von Medikamenten etc.

Können betreute Wohnformen empfohlen werden?

Die Ergebnisse zu Untersuchungen zur Wirksamkeit betreuter Wohnformen bei Menschen mit schweren psychischen Erkrankungen sind eingeschränkt aussagekräftig. Das liegt v. a. daran, dass in den wenigen Studien sehr verschiedene Wohnformen untersucht wurden.

In einigen dieser Studien wurde ein Ansatz des Unterstützten Wohnens untersucht, der Realitätsnähe betont und bei dem Wohnen und notwendige Unterstützung vor Ort getrennt geleistet werden. Die Nutzer haben die Möglichkeit unabhängig vom eigenen Hilfebedarf ihren Lebensort zu wählen. Die Effekte einer solchen Wohnform scheinen positiv, aber mindestens gleichwertig gegenüber anderen Wohnformen.

Studien zeigen auch, dass ein Großteil der psychisch kranken Menschen unabhängiges Wohnen (allein, mit Familienangehörigen oder mit selbst gewählten anderen Personen) bevorzugen würde. Das bedeutet gleichzeitig, dass ein Teil der Betroffenen bevorzugt in einem stärker strukturierten und unterstützenden Setting (z. B. in einer Wohngruppe oder einem Heim) wohnen möchte. Zudem weisen Ergebnisse aus Untersuchungen zu den Erfahrungen schwer psychisch kranker Menschen mit unterstützenden Wohnangeboten auf die große Bedeutung von Autonomie, erfahrenem Respekt und Wahlmöglichkeiten hin. Wichtig für die Nutzer sind in diesem Zusammenhang Informationen und Unterstützung in den Bereichen zwischenmenschliche Beziehungen, Fertigkeiten, Interessen und Alltagsaktivitäten, Integration in die Gemeinde oder die Unterstützung in Krisen. Voraussetzung für ein selbständiges Wohnen bildet demnach eine ausreichende Unterstützung vor Ort, die sich zu jeder Zeit an den Bedürfnissen der Nutzer orientiert.

> **Die Empfehlung, die sich daraus ableitet, lautet: Schwer psychisch kranke Menschen sollen selbstbestimmt in der Gemeinde wohnen und entsprechend ihren individuellen Bedarfen und Präferenzen mobil unterstützt werden (Starke Empfehlungsstärke ☆☆☆).**

Wo findet betreutes Wohnen statt und wie erhält man Zugang?

Die Wohnformen hierzulande (Eingliederungshilfe) können sehr unterschiedlich aussehen, lassen sich aber leistungsrechtlich in drei Grundformen unterscheiden:

- Ambulant Betreutes Wohnen (ABW, schwerpunktmäßig Fachkräfte, selbstbestimmt in eigens finanzierter Wohnung)
- Betreutes Wohnen in Familien (BWF; Gastfamilien mit Begleitung durch Fachkräfte)
- Stationär Betreutes Wohnen (SBW, schwerpunktmäßig Fachkräfte, Wohnung oder Heim vom Einrichtungsträger bereitgestellt).

Erste Wahl sollte eine mobile Unterstützung in selbstbestimmten Wohnformen sein. Die Versorgung in teilweise selbstverantworteten oder stationären Wohngruppen bzw. -formen sollte immer mit dem Ziel der Rückkehr in eine selbstbestimmte Wohnform eingesetzt werden. Entscheidend hierbei sind die Präferenzen der Betroffenen. Dabei sollten die Betroffenen in ihrer Wahlfreiheit unterstützt werden. Menschen mit schwe-

4

ren psychischen Erkrankungen, welche in einer institutionalisierten Wohnform (z. B. Heim) wohnen, sollte bei entsprechender Präferenz der Wechsel in eine selbstbestimmte, eigenverantwortete Wohnform ermöglicht werden.

Mit dem neuen Bundesteilhabegesetz steht der Wunsch des Betroffenen im Vordergrund, in einer eigenen Wohnung, bei einer Gastfamilie oder in einem Heim zu leben. Die erforderliche Unterstützung orientiert sich am Bedarf des Leistungsberechtigten. Der Bedarf an Teilhabeleistungen zur sozialen Teilhabe wird im Rahmen der Gesamtplanung geklärt. Die grundlegende Leistungsform wird zukünftig die Assistenzleistung sein. Assistenzleistungen nach § 78 werden „zur selbstbestimmten und eigenständigen Bewältigung des Alltags einschließlich der Tagesstrukturierung" erbracht. Leistungsberechtigte Personen haben in Zukunft einen Anspruch auf Unterstützungsleistungen, die ihnen das Leben in der von ihnen gewünschten selbstbestimmten Wohnform ermöglichen. Assistenzleistungen können folgende Leistungen umfassen:
Assistenzleistungen
- für die allgemeinen Erledigungen des Alltags, wie die Haushaltsführung,
- die Gestaltung sozialer Beziehungen,
- die persönliche Lebensplanung,
- die Teilhabe am gemeinschaftlichen und kulturellen Leben,
- die Freizeitgestaltung einschließlich sportlicher Aktivitäten
- sowie die Sicherstellung der Wirksamkeit der ärztlichen und ärztlich verordneten Leistungen.

Im **Betreuten Wohnen in Familien (BWF)** können auch schwer und chronisch psychisch kranke Menschen die Vorzüge einer familiären und natürlichen Wohnumgebung erleben. Die mögliche Integration in das Gemeindewesen ist hier sehr groß. Die Verteilung dieses Angebotes über das gesamte Bundesgebiet ist allerdings recht unterschiedlich und steht nur in einigen wenigen Bundesländern als Regelangebot zur Verfügung. Erfahrungen mit der Familienpflege sind überwiegend positiv und stützen den Ansatz. Entscheidend ist auch hierbei die psychiatrische und psychosoziale Begleitung der Familien und Betroffenen im Alltag, möglichst durch ein multiprofessionelles Team (➲ Wörterbuch).

Die Form der Bereitstellung bedarfsgerechter Unterstützungsangebote wird sich immer auch an den regionalen Besonderheiten orientieren. Ansprechpartner sind hierbei Ärzte, Sozialarbeiter und lokale Leistungsanbieter.

Sozialpsychiatrische Leistungen zur Tagesgestaltung und Kontaktfindung

Was bedeuten Sozialpsychiatrische Leistungen zur Tagesgestaltung und Kontaktfindung?

Zu diesem Bereich zählen alle Leistungen, die außerhalb der Sorge um das eigene häusliche Leben gehören. Als wesentlich zu nennen sind hier Leistungen der Sorge um die Gestaltung des Tagesablaufs, der Begleitung durch den Tag außerhalb des Wohnbereiches, Aktivitäten zur Förderung der Freizeit- und Kontaktgestaltung und die Pflege sozialer Beziehungen.

Wissenschaftliche Untersuchungen in diesem Bereich gibt es kaum.

Wo finden Leistungen zur Tagesgestaltung und Kontaktfindung statt und wie erhält man Zugang?

Kontaktstellen, Tageszentren und andere Möglichkeiten tagesstrukturierender Angebote helfen eine Lücke zwischen ambulanter und stationärer Versorgung psychisch kranker Menschen zu schließen und sind von großer Bedeutung, insbesondere dann, wenn die Betroffenen ohne Beschäftigung sind und Unterstützung bei der Alltagsbewältigung und Gestaltung sozialer Kontakte benötigen.

Psychosoziale Kontakt- und Beratungsstellen sind in den einzelnen Bundesländern unterschiedlich weit verbreitet und unterscheiden sich in ihrer Ausrichtung und in den verwendeten Begrifflichkeiten. Sie bieten einen niedrigschwelligen Zugang für Betroffene und Angehörige und konzentrieren sich dabei in erster Linie auf Beratungsangebote. Darüber hinaus sind Hilfen zur Tagesgestaltung, Unterstützung in lebenspraktischen Bereichen, Ergotherapie (▶ Abschn. 4.2.1), Hilfen zum Aufbau und Erhalt sozialer Kontakte sowie zur Sicherung von häuslichen und materiellen Ansprüchen möglich. Einrichtungen mit Kontaktstellenfunktion werden oft aus freiwilligen Leistungen der Länder und/oder Kommunen finanziert.

Auch *Tagesstätten* verfügen über keine einheitliche Konzeption. Als teilstationäre Einrichtung werden sie durch ein kleines multiprofessionelles Team ohne ärztliche Mitarbeiter geführt. Oft finden sich regionale Kooperationen mit Trägern anderer Dienste (z. B. sozialpsychiatrischer Dienst, ambulantes Wohnen). Das Angebot wendet sich ganz besonders an schwer und chronisch psychisch kranke Menschen. Leistungen umfassen z. B. tagesstrukturierende Maßnahmen, die Unterstützung von Alltagsgestaltung, Selbständigkeit und alltagspraktischen Fähigkeiten, Gesprächsmöglichkeiten in Kontakt- und Freizeitklubs, niedrigschwellige Beschäftigungsangebote, die Vermittlung in Praktika und die Koordination von Hilfsangeboten.

Adressen und weiterführende Links
- Auf der Internetseite der DGPPN ist der Teilhabekompass II zur sozialen Teilhabe abrufbar: ▶ https://teilhabekompass.de/
- Wichtige Informationen zum Bundesteilhabegesetz, auch in leichter Sprache, werden auf der Internetseite des Bundesministeriums für Arbeit und Soziales vermittelt: ▶ https://www.bmas.de/DE/Schwerpunkte/Inklusion/bundesteilhabegesetz.html
- Psychiatrienetz[7] mit zahlreichen Informationen zu den Strukturen und Angeboten der Gemeindepsychiatrie: ▶ https://www.psychiatrie.de/

---

7 Das Psychiatrienetz wird von folgenden Verbänden und Verlagen getragen: Bundesverband der Angehörigen psychisch erkrankter Menschen e.V. (BApK), Dachverband Gemeindepsychiatrie e.V., Deutsche Gesellschaft für Soziale Psychiatrie e.V. (DGSP), Psychiatrie Verlag GmbH, BALANCE buch + medien verlag.

Selbstmanagement und Selbsthilfe

© Deutsche Gesellschaft für Psychiatrie und Psychotherapie,
Psychosomatik und Nervenheilkunde 2019
U. Gühne et al., *Psychosoziale Therapien bei schweren psychischen Erkrankungen*,
https://doi.org/10.1007/978-3-662-58740-9_5

Viele Betroffene suchen im Umgang mit der Erkrankung nach Selbsthilfe; ihr Nutzen ist heute unumstritten. Dabei hat Selbsthilfe viele Gesichter. In Deutschland findet Selbsthilfe ohne und mit Expertenunterstützung statt. Die gesetzliche Krankenversicherung ist über den § 20, Abs. 4, SGB V zur Förderung von Selbsthilfe verpflichtet. Die Durchführung klinischer Studien (➲ Wörterbuch) ist nicht in allen Bereichen der Selbsthilfe auf gleiche Art und Weise möglich, da Selbsthilfe an vielen Orten und auf vielen Wegen passiert, ohne dass diese „verordnet" und damit wissenschaftlich begleitet wird. Deshalb finden sich hier viele Empfehlungen, die in erster Linie auf Expertenmeinung beruhen.

5

❶ Selbsthilfe ist mittlerweile ein fester Bestandteil im Hilfesystem für Menschen mit schweren psychischen Erkrankungen. Sie unterstützt die Selbstmanagementkompetenzen, dient dem Austausch und der Aktivierung von Ressourcen und Selbstheilungskräften und dem Verständnis und der Akzeptanz der Erkrankung.

5.1 Selbstmanagement

Selbstmanagement bzw. Selbstregulierung wird als Fähigkeit verstanden, die eigene Entwicklung selbstständig zu gestalten. Unterstützendes Selbstmanagement zielt z. B. auf eine Erweiterung von Problemlösestrategien und Lösungswegen sowie auf eine Stärkung des Selbstvertrauens der Betroffenen in die eigenen Kompetenzen. Auch die Sensibilisierung für Frühwarnzeichen kann eine bedeutende Voraussetzung für Selbsthilfe sein.

> **Expertenkonsens**
> Selbstmanagement ist ein bedeutender Teil der Krankheitsbewältigung und sollte im gesamten Behandlungsprozess unterstützt werden.

Unterstützung der Selbstmanagementfertigkeiten bieten beispielsweise Trainingsprogramme, die in Selbsthilfegruppen oder in Form computerbasierter Programme (▸ Abschn. 5.2) zur Anwendung kommen können.

5.2 Mediengestützte Edukation und Selbsthilfe

Zunehmende Bedeutung erlangt die mediengestützte Edukation und Selbsthilfe. Hierzu gehören **Ratgebermaterialien**, die als schriftliche Informations- und Aufklärungshilfen für spezielle Störungen und Probleme verfasst sind. Patientenratgeber enthalten in der Regel eine detaillierte Auflistung und Beschreibung der typischen Beschwerden des Störungsbildes, deren diagnostische Erfassung, Informationen über unterschiedliche Krankheitsverläufe, die Beschreibung möglicher persönlicher und sozialer Folgen für die Betroffenen, eine Darstellung der wichtigsten Behandlungsverfahren und praktische weiterführende Hilfen.

Expertenkonsens
Ratgeber und Selbsthilfemanuale sollten interessenunabhängig, leicht verständlich und qualitativ hochwertig sein.

🛈 Das Hinweisen von Patienten und Angehörigen auf eine mögliche Unterstützung in Form von Ratgebern, Selbsthilfemanualen und Schulungsprogrammen (z. B. Kommunikations-Trainings, Selbstmanagement-Trainings) sowie die Ermunterung hierzu durch konkrete Literaturhinweise bzw. Flyer zu aktuellen Veranstaltungen erscheint hilfreich.

Internet- und computerbasierte Selbsthilfeinterventionen gewinnen durch den einfachen Zugang sowie zeitliche und lokale Flexibilität immer mehr an Bedeutung. Die Betroffenen haben zudem die Möglichkeit eines selbstgewählten Tempos. So werden **Online-Selbsthilfe-Foren** zunehmend als Kommunikationsplattform für psychisch kranke Menschen und deren Angehörige genutzt. Neben Vorteilen wie hohe Flexibilität, Anonymität und Selbstregulation existieren jedoch auch Nachteile und Gefahren. Zentrale Probleme werden in der Qualität und Seriosität von Informationen und Quellen sowie im Datenschutz gesehen. Eine übermäßige Nutzung des Internets bei gleichzeitigem Rückzug aus dem sozialen Leben birgt zudem ein erhöhtes Risiko der Abhängigkeit von Internetaktivitäten. Mögliche schädliche Wirkungen liegen auch in der Nutzung spezieller Chatrooms, die v. a. bei anfälligen Jugendlichen und jungen Erwachsenen mit Selbstmordgedanken eine Möglichkeit des Austausches bieten.

Es gibt mittlerweile eine schwer zu überschauende **Vielfalt computer- und internetbasierter Ansätze** zur Behandlung psychischer Erkrankungen. Neben einfachen Informationsseiten existieren inzwischen wissenschaftlich abgesicherte internetbasierte Interventionen für viele psychische Erkrankungen. Diese können ganz unterschiedliche Namen tragen (z. B. Internet-Therapie, iCBT, Online-Coach, Skype-Therapie, Chat-Therapie).

Unterscheiden lassen sich die verschiedenen internet- und computerbasierten Interventionen unter anderem darin, ob die Intervention durch einen Therapeuten begleitet wird oder nicht. Die Stärke und Form der therapeutischen Unterstützung kann dabei sehr variieren. Im Rahmen von geleiteten Selbsthilfe-Interventionen durchlaufen die Nutzer die Programme weitestgehend selbstständig. Jedoch erhalten die Nutzer dabei regelmäßig Rückmeldung durch einen Therapeuten (z. B. über Chat, Videokonferenz oder E-Mail), der auch als Ansprechpartner für Fragen zur Verfügung steht. Aufgaben des Therapeuten liegen hier in der Motivation und der Klärung von Verständnisfragen. Manche der Programme sind so konzipiert, dass sie zusätzlich zu einer Psychotherapie angeboten werden können; beispielsweise in Vorbereitung auf eine Behandlung oder als Ergänzung der Therapie durch computerbasierte und vertiefende Übungen, die zu Hause durchgeführt werden können. Therapeutisch begleitete computerbasierte Selbsthilfe- bzw. Selbstmanagementinterventionen scheinen therapeutisch unbegleiteten Interventionen gegenüber überlegen. Allerdings gelten die Befunde nicht einheitlich. Auch für andere Aspekte wie die der Dauer und Intensität, des Ausmaßes an Interaktivität oder der Zielsetzung lassen sich derzeit kaum Aussagen treffen. Aus der Perspektive von Patienten und Experten wird eine hohe Akzeptanz in der Nutzung der Programme beschrieben. Letztlich spielt die Nutzerpräferenz hier eine entscheidende Rolle; dies gilt aber für alle Behandlungsansätze im Allgemeinen.

Expertenkonsens
Internet- und computerbasierte Angebote mit der Möglichkeit professioneller Rückmeldung können bei entsprechender Motivation hilfreich sein.

5

Im Folgenden werden zwei frei zugängliche computerbasierte Selbsthilfe- bzw. Selbstmanagementprogramme aufgeführt. Es gibt weitere solcher Programme, die allerdings nicht alle frei zugänglich sind. Manche werden von Krankenkassen lediglich für ihre Mitglieder frei zur Verfügung gestellt. Die existierenden Programme richten sich nicht alle an Menschen mit schweren psychischen Erkrankungen. Es empfiehlt sich, bei der Krankenkasse oder auch bei den Behandlern nachzufragen.

Computerbasierte Selbsthilfe- bzw. Selbstmanagementinterventionen
moodgym – @ktiv aus der Depression
Das Online-Selbstmanagementprogramm moodgym („Fitness für die Stimmung") wurde ursprünglich von australischen Wissenschaftlern entwickelt und richtet sich an Patienten mit depressiven Krankheitszeichen. Mit der Unterstützung der AOK wurde das Programm an der Universität Leipzig übersetzt und wissenschaftlich geprüft. Das kostenfreie Programm besteht aus 5 interaktiven Bausteinen, die der Nutzer in frei gewählter Geschwindigkeit und Intensität durchlaufen kann. Moodgym kann von allen Menschen frei genutzt werden und dabei unterstützen, negative Denkmuster zu erkennen und durch neue zu ersetzen und die Stimmung positiv zu verändern. Kostenfreier Zugang über: ▶ https://moodgym.de/
Familiencoach Depression – Hilfe für Angehörige und Freunde
Angehörige sind oft die wichtigste Unterstützung für depressive erkrankte Menschen. Gleichzeitig sind sie aber durch die Dauerbelastung gefährdet, sich zu überfordern und sogar selbst krank zu werden. Das Online-Trainingsprogramm Familiencoach Depression unterstützt Angehörige, Freunde und andere Bezugspersonen von depressiv erkrankten Menschen darin, die Krankheit und ihre Auswirkungen auf den Betroffenen besser zu verstehen und zu einem anderen Umgang miteinander zu gelangen. Entwickelt wurde das Online-Programm an der Universität Freiburg. Der AOK-Bundesverband hat den Familienchoach initiiert und ermöglicht. Das interaktive Programm ist für alle Interessierten frei und anonym zugänglich. Kostenfreier Zugang über:
▶ www.familiencoach-depression.de

5.3 Selbsthilfegruppen

Selbsthilfegruppen werden auf unterschiedliche Weise gestaltet: geschlossene oder offene Gruppen, Betroffenen-Selbsthilfegruppen oder Angehörigen-Selbsthilfegruppen sowie gemischte Gruppen für Patienten und deren Angehörige. Ferner gibt es Gruppen, in denen sich Betroffene treffen, welche alle an ein und derselben Erkrankung leiden oder Gruppen, in denen sich Menschen treffen, welche unterschiedliche Erkrankungen haben. Die inhaltliche Gestaltung erfolgt durch die Gruppenmitglieder. Dabei dominieren Themen zur eigenen Krankheitssituation, zu aktuellen Problemen und Entwicklungen. Der Erfahrungs- und Informationsaustausch in Selbsthilfegruppen führt oft zu gefühlsmäßiger Entlastung und erweitert Möglichkeiten im Umgang mit der Erkrankung. Die Teilnehmer können konkrete Lebenshilfe und eine Stärkung des Selbstbewusstseins erfahren. Sie können Anregungen zur Erkennung von Frühwarnzeichen und zum Ausbau eines individuellen Krisennetzes und -plans erhalten. **Selbsthilfekontaktstellen** bieten als regionale professionelle Einrichtungen Beratungsangebote und übernehmen eine Wegweiserfunktion.

Expertenkonsens
Patienten sollen über Selbsthilfe- und Angehörigengruppen informiert und, wenn angebracht, zur Teilnahme ermutigt werden.

Adressen und weiterführende Links:
- Nationale Kontakt- und Informationsstelle zur Anregung und Unterstützung von Selbsthilfegruppen (NAKOS): ► https://www.nakos.de/
- Psychiatrienetz[1] mit zahlreichen Informationen zu Möglichkeiten der Selbsthilfe: ► https://www.psychiatrie.de/selbsthilfe.html
- Homepage des Bundesverbandes der Angehörigen psychisch erkrankter Menschen e. V. mit einer Internet-Plattform für Vernetzung und Öffentlichkeitsarbeit der Selbsthilfe in der Psychiatrie und Suchmöglichkeiten nach regionalen Angeboten: ► https://www.bapk.de/
- Homepage des Bundesverband Psychiatrie-Erfahrener e. V. mit umfangreichen Verweisen auf überregionale und regionale Selbsthilfegruppen ► http://www.bpe-online.de/
- Internetseite zu Selbsthilfegruppen in Trägerschaft des Paritätischen Wohlfahrtsverbands NRW e. V.: ► https://www.selbsthilfenetz.de/de/
- Auch die einzelnen Fachgesellschaften, wie beispielsweise die Deutsche Gesellschaft für Bipolare Störungen e. V. weist auf Selbsthilfegruppen hin und gibt wertvolle Tipps: ► https://dgbs.de/selbsthilfe

---

1 Das Psychiatrienetz wird von folgenden Verbänden und Verlagen getragen: Bundesverband der Angehörigen psychisch erkrankter Menschen e.V. (BApK), Dachverband Gemeindepsychiatrie e.V., Deutsche Gesellschaft für Soziale Psychiatrie e.V. (DGSP), Psychiatrie Verlag GmbH, BALANCE buch + medien verlag.

5.4 Peer-Support – Experten aus Erfahrung (☆☆)

5.4.1 Was bedeutet Peer-Support?

Der Einbezug von gegenwärtig oder ehemals betroffenen psychisch kranken Menschen erhält auch in Deutschland auf verschiedenen Ebenen (z. B. Gremienmitarbeit, Forschung, Fortbildung, sozialpsychiatrische Arbeitsfelder) eine zunehmende Bedeutung. Die Wurzeln der Peer-Arbeit liegen in den Initiativen Betroffener.

Peer-Arbeit nutzt die sehr individuellen und sehr unterschiedlichen Erfahrungen der (ehemals) Betroffenen, fokussiert auf Stärken und Fähigkeiten und unterstützt im Aufbau von Hoffnung, Toleranz sowie gegenseitigen Respekt und Gleichberechtigung. Es wird davon ausgegangen, dass Peer-Arbeit nicht nur einen Nutzen für die Betroffenen bringt, sondern auch förderliche Auswirkungen auf das allgemeine therapeutische Klima in Behandlungs- und Versorgungseinrichtungen haben und den Kampf gegen Stigmatisierung (❐ Wörterbuch) unterstützen kann.

Peer-Support im Rahmen der psychiatrischen Versorgung umfasst mittlerweile **verschiedene Ansätze** der Unterstützung durch ehemals von psychischer Erkrankung Betroffener und schließt auch Angehörige psychisch kranker Menschen ein. Von großer Bedeutung ist dabei der gemeinsame Erfahrungshintergrund des Erlebens der Erkrankung und aller damit verbundenen Erfahrungen innerhalb und außerhalb psychiatrischer Hilfesysteme. Neben der gegenseitige Hilfe, der vor allem die Selbsthilfegruppen zuzuordnen sind, unterscheidet man Peer-Unterstützung in betroffenengeleiteten Organisationen von Experten aus Erfahrung in traditionellen Rollen psychiatrischer Einrichtungen. Ehemals Betroffene oder auch Genesungsbegleiter übernehmen hier Aufgaben der Beratung und Begleitung in ganz verschiedenen Bereichen. Konkrete Aufgaben liegen beispielsweise in der Anleitung zu Selbstmanagement-Programmen, in gesundheitsbezogenen Interventionen, in einer Navigation durchs Gesundheitssystem, einer allgemeinen Aktivierung oder auch in der Unterstützung zum knüpfen sozialer Netze.

5.4.2 Kann Peer-Support empfohlen werden?

Der derzeitige Forschungsstand lässt noch keine endgültige Aussage zur Wirksamkeit von Peer-Support in der Behandlung schwerer psychischer Erkrankungen zu. Einzelne Befunde verweisen allerdings auf positive Effekte hinsichtlich Recovery-bezogener Zielgrößen (▶ Abschn. 3.1) wie beispielsweise das Selbstwirksamkeitserleben. Gegenwärtig sind keine Empfehlungen für eine spezifische Intervention ableitbar. Man geht aber davon aus, dass die Unterstützung durch Psychiatrie-Erfahrene förderlich für den Genesungsprozess sein kann. Die Wünsche der Betroffenen sollten so weit wie möglich bei der Entscheidung für die Art des Einbezugs von Peers berücksichtigt werden. Peer-Unterstützung sollte durch ausgebildete und psychisch stabile Peers angeboten werden. Unterstützungsleistenden Peers soll dabei selbst Unterstützung vom gesamten Team sowie von erfahreneren Peer-Arbeitern zukommen. Peer-Unterstützung darf keine erforderlichen Angebote professioneller Behandler und Helfer ersetzen.

> Menschen mit schweren psychischen Erkrankungen sollte Peer-Support☆ unter Berücksichtigung ihrer Wünsche und Bedarfe zur Stärkung des Recovery-Prozesses und zur Förderung der Beteiligung an der Behandlung angeboten werden (Mittlere Empfehlungsstärke ☆☆).

☆Im deutschsprachigen Raum wird der Begriff Genesungsbegleiter oder Experte aus Erfahrung benutzt. Die Unterstützung durch Peers sollte durch ausgebildete und psychisch stabile Peers erfolgen und ist als zusätzliches Angebot zu professionellen Angeboten zu verstehen.

5.4.3 Wo findet Peer-Support statt und wie erhält man Zugang?

Peer-Arbeit ist in Deutschland nicht regelhaft etabliert. Allerdings hat sich in den letzten Jahren eine gewisse Praxisvielfalt entwickelt. Ausbildungsstandards der Peer-Arbeit sind u. a. durch die Entwicklung des EX-IN-Curriculums (Ausbildung zum EX-IN Erfahrungsexperten für Menschen mit Psychiatrieerfahrung) definiert. Zur Verbreitung dieser Methode wurde im Oktober 2011 der Verein EX-IN Deutschland e. V. gegründet. Derzeit unterstützt der Verein an 34 Standorten in Deutschland die Weiterbildung Psychiatrieerfahrener zu Genesungsbegleitern. Der Verein sorgt für die Qualitätsstandards der Ausbildung.

Diese Ausbildung ist gestaffelt in 12 Module und läuft über einen Zeitraum von einem Jahr. Hinzu kommen zwei Praktika. Der Grundkurs deckt folgende Themenbereiche ab: Salutogenese, (Gesundheitsfördernde Haltungen), Erfahrung und Teilhabe, Recovery (Genesung/Wiedererstarken), Empowerment und Trialog. Themen des Aufbaukurses umfassen die Selbsterforschung, Fürsprache, Assessment (Ganzheitliche Bestandsaufnahme), Beraten und Begleiten, Krisenintervention, Lehren und Lernen sowie ein Abschlussmodul.

Die Einsatzfelder der Genesungsbegleiter in der Psychiatrie sind breit gefächert und liegen beispielsweise in der ambulanten psychiatrischen Pflege, in Bereichen des unterstützten Wohnens oder in stationären Behandlungsbereichen. Für Deutschland liegen mittlerweile sehr unterschiedliche Praxiserfahrungen vor, die sowohl auf die großen Potenziale dieses Ansatzes, aber auch auf Herausforderungen für alle Beteiligten verweisen.

Adressen und weiterführende Links:
- Homepage des EX-IN Deutschland e. V. mit Informationen zum Verein und zur Ausbildung: ▶ http://www.ex-in.de/

Ein kleiner Wegweiser durch das Behandlungs- und Versorgungssystem

© Deutsche Gesellschaft für Psychiatrie und Psychotherapie,
Psychosomatik und Nervenheilkunde 2019
U. Gühne et al., *Psychosoziale Therapien bei schweren psychischen Erkrankungen*,
https://doi.org/10.1007/978-3-662-58740-9_6

6.1 Wer ist an der Behandlung von Menschen mit schweren psychischen Erkrankungen beteiligt?

An der Behandlung von Menschen mit schwerer psychischer Erkrankung sind viele Fach- und Berufsgruppen bzw. Einrichtungen und Anlaufstellen beteiligt. Eine Übersicht über Behandlungs- und Versorgungsangebote für Menschen mit schweren psychischen Störungen sollen die folgenden Abschnitte geben. Dabei werden ambulante von teilstationären und stationären Angeboten unterschieden. Ambulant heißt, man nimmt einen Behandlungstermin wahr und geht anschließend wieder nach Hause. Bei einer stationären Behandlung bleibt man über Nacht in der Einrichtung. Eine teilstationäre Behandlung umfasst in aller Regel eine komplexe Behandlung über den Tag, die am späten Nachmittag endet. Die Patienten gehen dann nach Hause und kehren am nächsten Morgen zur Behandlung zurück.

6

Ambulante Behandlungs- und Versorgungsleistungen

Hausärzte (studierte Mediziner mit der Berufszulassung als Arzt, insbesondere Fachärzte für Allgemeinmedizin, Fachärzte für Innere Medizin, Praktische Ärzte) bilden vielfach eine erste Anlaufstelle für psychisch kranke Menschen und sind auch an der Diagnostik und Behandlung schwer und chronisch psychisch kranker Menschen beteiligt. Hausärzte können u. a. durch entsprechende Überweisungen für eine hilfreiche Weichenstellung im Versorgungssystem sorgen und ggfs. eine körperliche und medikamentöse Begleitbehandlung durchführen. Zudem können Hausärzte bis zu 3 Stunden Soziotherapie sowie häusliche und psychiatrische (nach Diagnosesicherung durch einen Facharzt) Krankenpflege verordnen.

Niedergelassene Fachärzte (Studierte Mediziner mit der Berufszulassung als Arzt, insbesondere Fachärzte für Psychiatrie und Psychotherapie bzw. Nervenheilkunde sowie für Psychosomatische Medizin und Psychotherapie) bieten Diagnostik, Beratung der Patienten und ihrer Angehörigen, Einzel- und Gruppengespräche, Pharmakotherapie, Psychotherapie, Notfallbehandlungen und Kriseninterventionen an. Sie sind beteiligt bei der Erstellung von Hilfeplänen und haben die Möglichkeit zur Verordnung von Ergotherapie, ambulanter Soziotherapie und häuslicher und psychiatrischer Krankenpflege. Fachärzte erstellen gutachterliche Stellungnahmen sowie Indikationen für ggfs. notwendige Zuweisungen zu Psychotherapie, Krankenhausbehandlung oder Rehabilitationsleistungen. Die Feststellung einer längerfristigen Arbeitsunfähigkeit ist durch Fachärzte möglich. Eine Besonderheit stellen **sozialpsychiatrische Schwerpunktpraxen** dar, die mit Anbietern anderer gemeindepsychiatrischer Angebote (z. B. Sozialpsychiatrische Dienste, ergotherapeutische Praxen, psychiatrische Pflegedienste) vernetzt sind. Für schwer psychisch kranke Menschen, die oft eine **Komplexleistung sowie eine aufsuchende Behandlung** benötigen, können vom Facharzt zusätzliche Dienstleistungen herangezogen und koordiniert oder eine Überweisung an eine psychiatrische Institutsambulanz erwogen werden.

Psychiatrische Institutsambulanzen sind an psychiatrischen Kliniken, an psychiatrisch-psychotherapeutischen Abteilungen von Allgemeinkrankenhäusern oder Universitätskliniken sowie an Zentren für Psychiatrie angegliedert und durch die Tätigkeit **multiprofessioneller Teams** (➲ Wörterbuch) geprägt. Das krankenhausnahe

Versorgungsangebot soll sich an psychisch kranke Menschen richten, die aufgrund der Art, Schwere und Dauer ihrer Erkrankung von anderen Versorgungsangeboten unzureichend erreicht werden. Die Behandlung richtet sich an diejenigen Personen mit psychischen Krankheiten und der Besonderheit eines chronischen Verlaufes, welche eine langfristige, kontinuierliche Behandlung erfordern (§ 118 SGB V). Leistungsinhalte der psychiatrischen Institutsambulanzen umfassen neben umfangreicher Befunderhebung das gesamte Spektrum psychiatrischer, psychotherapeutischer und psychosozialer Therapien einschließlich der medikamentösen Behandlung und Psychoedukation. Darüber hinaus wird die Tätigkeit durch Kooperationen mit niedergelassenen Ärzten, Psychologischen Psychotherapeuten und komplementären Einrichtungen sowie ergänzenden Leistungsanbietern und den Einbezug von Bezugspersonen unterstützt.

Psychotherapie kann von niedergelassenen *Psychologischen Psychotherapeuten, Kinder- und Jugendlichenpsychotherapeuten und ärztlichen Psychotherapeuten* als Leistung der gesetzlichen Krankenkasse (SGB V) angeboten werden. Diese bieten Diagnostik und psychotherapeutische Einzel- und Gruppenbehandlungen von Patienten, aber auch Kriseninterventionen an. Als Leistung der gesetzlichen Krankenkasse werden aktuell die Psychoanalyse, die tiefenpsychologisch fundierte Psychotherapie und die Verhaltenstherapie (➲ Wörterbuch) getragen. Seit April 2017 gilt die **neue Psychotherapie-Richtlinie**, deren Ziele eine Flexibilisierung des Angebotes und eine Verkürzung von Wartezeiten sind. Neuerungen bilden die Psychotherapeutische Sprechstunde sowie Möglichkeiten einer Akutbehandlung und reduzierter Bewilligungsschritte.

Anmerkung: Hier wird grundsätzlich zwischen studierten Psychologen mit Diplomoder Masterabschluss und Berufszulassung als Psychotherapeut (Psychologischer Psychotherapeut) und studierten Medizinern mit Berufszulassung als Arzt (Ärztlicher Psychotherapeut [Fachärzte für Psychiatrie und Psychotherapie bzw. Nervenheilkunde sowie für Psychosomatische Medizin und Psychotherapie]) unterschieden. Sowohl Psychologische als auch ärztliche Psychotherapeuten haben nach dem Studium eine mehrjährige Weiterbildung absolviert und eine staatliche Prüfung abgelegt.

Häusliche Pflege für psychisch kranke Menschen kann in der Wohnung des Klienten oder an einem anderen geeigneten Ort (betreute Wohneinrichtungen oder Werkstätten für behinderte Menschen) erbracht werden.

▪ *Häusliche Krankenpflege* (HKP) erhält der Versicherte neben der ärztlichen Behandlung. Die häusliche Krankenpflege umfasst die im Einzelfall erforderliche Grund- und Behandlungspflege sowie hauswirtschaftliche Versorgung. Für schwer psychisch kranke Menschen ist oft die Hilfe bei der Medikamentengabe angezeigt.

▪ *Häusliche Psychiatrische Krankenpflege* (pHKP) gehört als psychiatrische Fachpflege mit zur häuslichen Krankenpflege, ist ärztlich verordnungspflichtig und wird von der Krankenkasse getragen. Die aufsuchende Pflegefachkraft begleitet und unterstützt psychisch erkrankte Menschen, die aufgrund einer Krankheitsphase oder/und belastenden Lebenssituation einen Hilfebedarf haben. Ziel ist die Verringerung oder Beseitigung der krankheitsbedingten Funktionseinschränkungen und Fähigkeitsstörungen. PHKP wird in Deutschland bisher nicht flächendeckend vorgehalten und steht daher nicht allen Patienten als Bestandteil des regionalen Versorgungssystems zur Verfügung.

▬ *Häusliche Pflege nach SGB XI* umfasst Leistungen der Grundpflege (Körperpflege, Ernährung, Mobilität, hauswirtschaftliche Versorgung), für welche in aller Regel das Vorliegen einer Pflegestufe Voraussetzung ist. Mit den aktuellen **Pflegestärkungsgesetzen** wurde ein neuer Pflegebedürftigkeitsbegriff eingeführt, der von den Ressourcen des Pflegebedürftigen und dessen Selbständigkeit ausgeht. Mit dem neuen Pflegebedürftigkeitsbegriff, der mit dem zweiten Pflegestärkungsgesetz eingeführt wurde und seit dem 01.01.2017 gilt, verschwindet die unterschiedliche Behandlung von körperlich bedingten Beeinträchtigungen auf der einen und geistig beziehungsweise seelisch bedingten Beeinträchtigungen auf der anderen Seite.

Ambulante Soziotherapie beinhaltet eine lebenspraktische Anleitung für Menschen mit schwerer psychischer Erkrankung zur selbstständigen Nutzung ärztlich verordneter, psychosozialer und therapeutischer Angebote innerhalb der gemeindenahen psychiatrischen Versorgung. Soziotherapie soll damit die Koordinierung der verschiedenen Behandlungs- und Versorgungsleistungen unterstützen. Ziele sind die Aktivierung gesunder Ressourcen, die Hilfe zur Selbsthilfe und das Erreichen größtmöglicher Selbständigkeit des Patienten. Darüber hinaus sieht das Leistungsspektrum von Soziotherapie vor, Hilfen in Krisensituationen zur Verfügung zu stellen, beim Aufbau und Erhalt von Tagesstrukturen zu unterstützen, soziale Kompetenzen zu fördern und Arbeit im sozialen Umfeld zu leisten. Soziotherapie wird von Diplom-Sozialarbeitern, Diplom-Sozialpädagogen oder Fachpflegepersonen der Psychiatrie in hauptberuflicher Tätigkeit als eine Leistung der Krankenkasse angeboten.

Ambulante Ergotherapie (Ergotherapeuten) ist eine Leistung der Krankenkassen und kann von allen niedergelassenen Ärzten verordnet werden. Mittels unterschiedlicher Methoden (▶ Abschn. 4.2.1) wird im Rahmen ambulanter Ergotherapie gezielt mit dem Patienten an der Förderung der individuellen Ressourcen und Interessen zur Stabilisierung der seelischen Gesundheit und Lebensqualität gearbeitet. Ambulante Ergotherapie wird in niedergelassenen Praxen angeboten und kann auch in das Angebot von Tagesstätten oder Gemeindepsychiatrischen Zentren eingebunden sein.

Sozialpsychiatrische Dienste (SpDi) (Multiprofessionelles Team (⮕ Wörterbuch)) übernehmen zum einen Aufgaben in der Versorgung und Betreuung schwer psychisch kranker Menschen und zum anderen koordinierende Aufgaben im psychiatrischen Hilfesystem. Organisatorisch sind Sozialpsychiatrische Dienste überwiegend an die kommunalen bzw. staatlichen Gesundheitsämter angegliedert. Anbindung und Finanzierung werden jedoch länderspezifisch geregelt. Patientenbezogene Leistungen umfassen Angebote der sozialpsychiatrischen Grundversorgung (z. B. Unterstützung zur Krankheits- und Alltagsbewältigung, Förderung sozialer Kompetenzen, Hilfe im Bereich Wohnen, Kriseninterventionen, soziale Gruppenangebote, Unterstützung bezogen auf sozialrechtliche Ansprüche), Soziotherapie, Beratung sowie Maßnahmen zum Erhalt von Arbeits- und Beschäftigungsverhältnissen. Bei Einwilligung erfolgt der Einbezug der Angehörigen. Die Frequenz der Kontakte ist abhängig vom Bedarf und der personellen Ausstattung, beschränkt sich aber in der Regel auf ein- bis zweiwöchige Kontakte.

Integrierte Versorgung (IV) meint ein Modell zur Behandlung und Betreuung von Patienten, in dem sich verschiedene regionale Behandler und Versorger (z. B. Kliniken,

Ärzte, ambulante Hilfeanbieter) vernetzen und eine koordinierte Hilfe über die verschiedenen Behandlungs- und Versorgungssettings (ambulant, stationär, Wohnen etc.) hinaus anbieten können. Möglich wird dadurch eine ambulante Versorgung, auch in den eigenen vier Wänden, die durch verschiedene Professionen (z. B. Ärzte, psychiatrische Pflegefachkräfte, Psychotherapeuten, Ergotherapeuten) gleichzeitig geleistet wird. Die IV wird durch sogenannte Selektivverträge (Einzelverträge) einiger Krankenkassen mit regionalen Anbietern von IV-Leistungen geregelt. Diese Selektivverträge bieten die Möglichkeit, neue Wege in der Behandlung zu gehen. Gleichzeitig besteht das Problem, dass IV bisher nur den Menschen zur Verfügung steht, die bei Krankenkassen mit einem solchen Vertrag in der Angebotspalette versichert sind. Die Einschreibung des einzelnen Kassenmitglieds ist wiederum freiwillig und als zusätzliches Angebot zu verstehen.

Gesundheitsämter leisten insbesondere für Menschen mit schweren psychischen Erkrankungen und deren Angehörige Beratungsangebote zu gesetzlichen Hilfen und entsprechenden regionalen Unterstützungsangeboten. Unter Umständen kann eine Vermittlung an Spezialdienste, wie beispielsweise Sozialpsychiatrische Dienste erfolgen. Hier kann die Erstellung von Gutachten nach dem Unterbringungs- und Betreuungsgesetz sowie für eine mögliche Eingliederungshilfe erfolgen. Zum Leistungsspektrum gehören auch Kriseninterventionen.

Kontakt- und Beratungsstellen sind in einzelnen Bundesländern vielfältig verbreitet und können auch als pauschal finanzierte Tagesstätten vorgehalten werden.

Gemeinsame Servicestellen bieten trägerübergreifende Beratungs- und Unterstützungsangebote für Menschen mit Behinderung und Menschen, die von einer Behinderung bedroht sind. Diese Servicestellen bieten Menschen, die Auskünfte über Leistungen aus den Bereichen Rehabilitation und Teilhabe am Arbeitsleben wünschen bzw. diese in Anspruch nehmen möchten, eine umfassende und neutrale Beratung. Darüber hinaus leisten die Mitarbeiter Klärung zum Rehabilitationsbedarf, ermitteln den zuständigen Rehabilitationsträger, leisten Hilfestellungen bei entsprechender Antragstellung oder verweisen an andere zuständige Einrichtungen. Beratung findet man dort auch zum Persönlichen Budget (▶ Abschn. 6.2) sowie zum Betrieblichen Eingliederungsmanagement. Zum 31.12.2017 ist die gesetzliche Grundlage für die Gemeinsamen Servicestellen aufgrund des Bundesteilhabegesetzes entfallen. Bestehende Gemeinsame Servicestellen wurden aber übergangsweise noch bis zum 31.12.2018 weitergeführt. Ob die bestehenden Gemeinsamen Servicestellen weiter bestehen bleiben, aufgelöst werden oder in ein anderes Beratungsangebot umgewandelt werden, wird sich in den nächsten Jahren zeigen.

Ergänzende unabhängige Teilhabeberatung nach § 32 SGB IX (neue Fassung) zielt auf die Stärkung der Selbstbestimmung von Menschen mit Behinderung und von Behinderung bedrohter Menschen. Das niedrigschwellige Angebot erfolgt unabhängig von Leistungsträgern und -erbringern und kann bereits vor der Beantragung konkreter Leistungen erfolgen. Absatz 3 des Paragrafen macht auf die besondere Berücksichtigung einer ergänzenden Beratung durch (ehemals) Betroffene für Betroffene aufmerksam.

Das *ambulant betreute Wohnen* ist weit verbreitet und kann in der Umsetzung in den einzelnen Bundesländern variieren. Es stellt die vorherrschende betreute Wohnform für Menschen mit psychischer Erkrankung dar. Die Klienten wohnen dabei entweder allein oder in Gemeinschaft in der eigenen Wohnung oder als Mieter in der Wohnung eines Leistungsanbieters und erhalten von diesem Unterstützungsleistungen (▸ Abschn. 4.3.3).

🔖 Stationäre und teilstationäre Behandlungs- und Versorgungsleistungen

Eine *vollstationäre Behandlung* kann einen erheblichen Eingriff in die Lebenskontinuität bedeuten. Grundsätzlich besteht deshalb das Bestreben, ambulante Behandlungs- und Unterstützungsangebote auszuschöpfen und stationäre Behandlungen so wenig wie möglich zu nutzen. Eine stationäre Krankenhausbehandlung ist dann notwendig, wenn die Weiterbehandlung mit den Möglichkeiten aus der ambulanten Versorgung nicht mehr ausreichen. Die Behandlung von Patienten mit schweren psychischen Erkrankungen erfolgt vorrangig an **psychiatrischen Fachkrankenhäusern** und an **Fachabteilungen der Allgemeinkrankenhäuser**. Die Einweisung in die Klinik erfolgt durch den niedergelassenen Arzt oder den Notarzt; die Entscheidung über eine vollstationäre Behandlung trifft letztlich der behandelnde Krankenhausarzt. Die stationäre psychiatrische Behandlung umfasst diagnostische und therapeutische Leistungen, die durch ein multiprofessionelles Team (➲ Wörterbuch) erbracht werden. Neben ärztlichen und pflegerischen Hilfeleistungen gibt es die Möglichkeit psychotherapeutischer und psychosozialer Maßnahmen.

Für Menschen mit schweren psychischen Erkrankungen gibt es außerdem die Möglichkeit der Behandlung in speziellen *Rehabilitationseinrichtungen für psychisch kranke Menschen (RPK)*. RPK's sind kleine gemeindenahe Einrichtungen mit engen regionalen Vernetzungsstrukturen. Im Rahmen einer integrierten Versorgung und gezielten Organisation werden durch ein multiprofessionelles Team (➲ Wörterbuch) Leistungen der medizinischen Rehabilitation und Leistungen zur Teilhabe am Arbeitsleben gleichermaßen angeboten. Die wesentlichen Behandlungselemente umfassen die ärztliche/psychotherapeutische Behandlung, ggf. einschließlich medikamentöser Therapie, weiterhin psychoedukative Gruppen, Ergotherapie, Arbeitstherapie und Belastungserprobung, psychiatrische Krankenpflege, Physiotherapie, Sport- und Bewegungstherapie sowie psychosoziale Beratung und Hilfen. Im Rahmen der Leistungen zur Teilhabe am Arbeitsleben werden auch Leistungen zur Abklärung der beruflichen Eignung und Arbeitserprobung, Trainings- und Berufsvorbereitungsmaßnahmen durchgeführt. Es besteht die Möglichkeit, die Leistungen auch ganztägig ambulant (teilstationär) zu erbringen. Für die Leistungen zur medizinischen Rehabilitation in der RPK ist entweder der Rentenversicherungs- oder der Krankenversicherungsträger zuständig; für Leistungen zur Teilhabe am Arbeitsleben der Rentenversicherungsträger oder auch die Bundesagentur für Arbeit, sofern nicht ein anderer Rehabilitationsträger nach § 6 SGB IX zuständig ist. Die Antragstellung erfolgt zunächst bei der Krankenkasse.

Die *teilstationäre Behandlung* in einer psychiatrischen Tagesklinik ist Teil der Krankenhausbehandlung und meistens an psychiatrische Krankenhäuser oder an psychiatrische Abteilungen von Allgemeinkrankenhäusern angegliedert. Die Patienten werden ganztägig in der Klinik behandelt und verbringen die Nächte und die Wochenenden zu Hause. Eine tagesklinische Behandlung kann:

- eine Alternative zur stationären Behandlung bei akuten psychischen Problemen darstellen
- im Sinne einer Übergangsbehandlung die Behandlungsdauer stationärer Aufenthalte verkürzen

- der Rehabilitation von Patienten mit chronischen Verläufen dienen oder
- eine Intensivierung einer (nicht ausreichenden) ambulanten Behandlung zum Ziel haben.

Mit einer tagesklinischen Behandlung sind multidisziplinäre Behandlungsansätze, vergleichbar mit denen einer vollstationären Behandlung (d. h. alle medizinischen, diagnostischen, psychiatrischen, psychosozialen und komplementären Leistungen) mit dem Erhalt bestehender Sozialkontakte im gewohnten Lebensumfeld des Patienten verknüpft. Grundsätzlich richtet sich das Angebot an Patienten mit psychischen Erkrankungen, die am Tage einen stabilen Behandlungsrahmen benötigen, in der Nacht und an den Wochenenden jedoch über ausreichend Selbständigkeit und Stabilität verfügen, ohne einen solchen therapeutischen Rahmen zurechtzukommen.

Nachtkliniken bilden für psychisch kranke Menschen, die z. B. aufgrund von Ängsten nicht zuhause übernachten können eine Möglichkeit, vorübergehend therapeutisch intensiven Schutz sowie eine Übernachtungsmöglichkeit zu erhalten. Die Patienten können tagsüber einer Beschäftigung nachgehen und abends in die Klinik zurückkehren. Indikation kann die Abklärung, Veränderung oder Stabilisierung der Lebenssituation oder die Integration nach akuter Erkrankungsphase sein.

Alternative Rückzugsorte ermöglichen Menschen mit psychischen Erkrankungen in Krisen eine Möglichkeit des Rückzugs und der Unterstützung fernab der regulären stationären oder teilstationären Behandlungsmöglichkeiten. Hierunter lassen sich beispielsweise Krisenpensionen, oder Krisenhäuser, Soteria-Einrichtungen (➲ Wörterbuch) oder auch Gastfamilien subsumieren. Derartige Angebote sind bisher in Deutschland jedoch nicht flächendeckend angesiedelt.

Es ist ratsam, sich vor Ort über jeweilige Angebote mit ihren Vorzügen und Nachteilen zu informieren. Wenden Sie sich an Ihre Ärzte, andere Behandler oder fragen Sie evtl. andere Betroffene.

Adressen und weiterführende Links
- Das Bundesministerium für Gesundheit informiert hier über das Pflegestärkungsgesetz: ▶ https://www.pflegestaerkungsgesetz.de/
- Psychiatrienetz[1] mit zahlreichen Informationen zu Möglichkeiten der Behandlung: ▶ https://www.psychiatrie.de/behandlung/integrierte-versorgung.html
- Vielerorts werden auf verschiedenen Ebenen (regional, Stadt- oder Bundeslandebene) sog. Psychiatrie-Wegweiser vorgehalten, in denen ambulante und/oder stationäre psychiatrische, psychotherapeutische und psychosoziale Behandlungs- und Versorgungsangebote zu finden sind.

---

1   Das Psychiatrienetz wird von folgenden Verbänden und Verlagen getragen: Bundesverband der Angehörigen psychisch erkrankter Menschen e.V. (BApK), Dachverband Gemeindepsychiatrie e.V., Deutsche Gesellschaft für Soziale Psychiatrie e.V. (DGSP), Psychiatrie Verlag GmbH, BALANCE buch + medien verlag.

- Ein Beratungsführer über dessen Suchmaschine nach Beratungsstellen gesucht werden kann, ist auf der Homepage der Deutsche Arbeitsgemeinschaft für Jugend- und Eheberatung e.V. (DAJEB) zu finden: ▶ https://dajeb.de/
- Informationen des Dachverbandes Gemeindepsychiatrie zur Soziotherapie: ▶ https://www.dvgp.org/themen-engagement/soziotherapie.html
- Der Dachverband Gemeindepsychiatrie e.V. als bundesweiter Zusammenschluss gemeindepsychiatrischer Trägerorganisationen, Selbsthilfe- und Bürgerorganisationen stellt auf seiner Internetseite eine Karte zu regionalen Hilfen der Gemeindepsychiatrie bereit: ▶ http://dvgp.mapcms.de/

6

6.2 Welche Rechtsgrundlagen und Träger gibt es für mögliche Behandlungs- und Versorgungsleistungen?

Für schwer psychisch kranke Menschen kommen als Träger für Leistungen im Sinne der Rehabilitation insbesondere die Krankenkassen, die Rentenversicherungsträger, die Träger der landwirtschaftlichen Sozialversicherung, die Bundesagentur für Arbeit, die Sozialhilfeträger und die Träger der Jugendhilfe in Betracht (◘ Tab. 6.1). Die Zuständigkeit hängt von verschiedenen Faktoren, insbesondere den Zielen und Inhalten der einzelnen Behandlungen und den Anspruchsvoraussetzungen ab.

Wichtige gesetzliche Grundlage bilden die **Sozialgesetzbücher I-XII (SGB I-XII)**, in dem u. a. wesentliche Bereiche im Rahmen der Behandlung, Rehabilitation und weiterer Hilfen für Menschen mit psychischen Erkrankungen geregelt sind. Durch das Ende des im Jahr 2016 verabschiedete Bundesteilhabegesetz (BTHG) und die ab 2020 erfolgende Verlagerung der Eingliederungshilfe aus dem Sozialhilfegesetz SGB XII in das Rehabilitationsgesetz SGB IX besteht die Chance, dass auch Menschen mit schweren und längerfristigen psychischen Beeinträchtigungen die für ihre Teilhabe erforderlichen Leistungen erhalten.

Im Folgenden erfolgt eine grobe Skizzierung der sozialrechtlichen Rahmenbedingungen in Deutschland, die für die Versorgung von schwer psychisch kranken Menschen von Bedeutung sind.

Die Pflegekassen gehören nicht zur Gruppe der Rehabilitationsträger. Die **soziale Pflegeversicherung (SGB XI)** hat die Aufgabe, pflegebedürftigen Menschen Hilfe zu leisten, die wegen der Schwere der Pflegebedürftigkeit auf solidarische Unterstützung angewiesen sind. Leistungen umfassen verschiedenste Dienst-, Sach- und Geldleistungen für den Bedarf an Grundpflege und hauswirtschaftlicher Versorgung sowie Kostenerstattung. Im Rahmen der ambulanten Versorgung bei häuslicher Pflege können hierbei Pflegesachleistungen, Pflegegeld, Pflegehilfsmittel und das Wohnumfeld verbessernde Maßnahmen betroffen sein. Zudem erbringt die Pflegeversicherung Leistungen im Bereich von Kurzzeitpflege, Tages- oder Nachtpflege und vollstationärer Pflege. Mit dem **Pflegestärkungsgesetz II** wurden im Jahr 2017 der Begriff und das Verfahren zur Feststellung der Pflegebedürftigkeit grundlegend geändert.

◻ Tab. 6.1 Überblick über Rehabilitationsträger und Leistungszuständigkeiten

Rehabilitationsträger	Leistungen zur medizinischen Versorgung	Leistungen zur Teilhabe an Bildung und Arbeit	Leistungen zur sozialen Teilhabe
Grundsicherung für Arbeitssuchende (SGB II) Agenturen für Arbeit und kommunale Träger Ziel: Unterstützung bei Aufnahme oder Beibehaltung einer Erwerbstätigkeit und bei der Sicherung des Lebensunterhalts		z. B. Trainingsmaßnahmen, Arbeitsgelegenheiten, Mobilitätshilfen, Übernahme von Bewerbungskosten, Leistungen für Bildung und Teilhabe für hilfsbedürftige Kinder	z. B. Psychosoziale Beratung
Arbeitsförderung (SGB III) Bundesagentur für Arbeit Ziel: Förderung der Teilhabe behinderter Menschen am Arbeitsleben		z. B. Berufsberatung, Ausbildungs- und Arbeitsvermittlung, Förderung des Ausbaus von Fertigkeiten, Kenntnissen und Fähigkeiten	
Gesetzliche Krankenversicherung (SGB V) Gesetzliche Krankenkassen Ziel: Erhalt und Verbesserung der Gesundheit	z. B. ambulante und stationäre Krankenbehandlung, Arznei- und Heilmittel, Soziotherapie, häusliche Krankenpflege		
Gesetzliche Rentenversicherung (SGB VI) Gesetzlichen Rentenversicherungsträger Ziel: Wiederherstellung bzw. Verbesserung der Erwerbsfähigkeit und Teilhabe am Arbeitsleben	z. B. ambulante oder stationäre medizinische Rehabilitation, Rehabilitationsnachsorge	z. B. Umschulungs- und Fortbildungsmaßnahmen, Erstattung von Bewerbungskosten, Zuschuss zu Arbeitsmitteln	z. B. Mobilitätshilfen, Haushaltshilfe
Gesetzliche Unfallversicherung (SGB VII) Gesetzliche Unfallversicherungsträger Ziel: Wiederherstellung von Gesundheit und der Leistungsfähigkeit nach Arbeitsunfällen oder Berufskrankheiten	Stabilisierungsmaßnahmen und notwendige Weiterbehandlung, z. B. durch Ergo- und Psychotherapie	z. B. Qualifizierungsmaßnahmen, Entgeldersatzleistungen	z. B. Kraftfahrzeug- oder Wohnungshilfe

(Fortsetzung)

6

⬛ **Tab. 6.1** (Fortsetzung)

Rehabilitationsträger	Leistungen zur medizinischen Versorgung	Leistungen zur Teilhabe an Bildung und Arbeit	Leistungen zur sozialen Teilhabe
Kinder- und Jugendhilfegesetz (SGB XIII) Träger der freien und öffentlichen Jugendhilfe Ziel: Unterstützung von Kindern und Jugendlichen unter 27 Jahren und deren Familien		z. B. Hilfe zu einer angemessenen Schulbildung (Lerntherapie)	z. B. gemeinsame Wohnformen für Eltern und Kinder, Hilfe zur Erziehung, soziale Gruppenarbeit, Erziehungsberatung
Rehabilitation und Teilhabe behinderter Menschen (SGB IX) NEUFASSUNG Bundesteilhabesetz Alle Rehabilitationsträger☆ Ziel: Erhöhung der Selbstbestimmung und gleichberechtigten Teilhabe am Leben in der Gesellschaft	z. B. Behandlung durch Ärzte, Psychotherapie, Sprach- und Beschäftigungstherapie, Hilfen zur seelischen Stabilisierung und zur Förderung der sozialen Kompetenz, unter anderem durch Training sozialer und kommunikativer Fähigkeiten und im Umgang mit Krisensituationen	z. B. Berufsvorbereitung, Unterstützte Beschäftigung, Förderung der Aufnahme einer selbstständigen Tätigkeit, Information und Beratung von Partnern und Angehörigen sowie von Vorgesetzten und Kollegen, wenn die Leistungsberechtigten dem zustimmen	Leistungen für Wohnraum, Assistenzleistungen, heilpädagogische Leistungen, Leistungen zum Erwerb und Erhalt praktischer Kenntnisse und Fähigkeiten, Leistungen zur Förderung der Verständigung, Leistungen zur Mobilität und Hilfsmittel
Sozialhilfe (SGB XII) Örtliche und überörtliche Träger Ziel: Ermöglichung eines Lebens, das der Würde des Menschen entspricht	z. B. Hilfen zur Gesundheit	Eingliederungshilfe zur Teilhabe am Arbeitsleben	z. B. Hilfen zur Weiterführung des Haushalts, Bedarfe für Unterkunft und Heizung

☆Gesetzliche Krankenkassen, Bundesagentur für Arbeit, Träger der gesetzlichen Unfallversicherung, Träger der gesetzlichen Rentenversicherung, Träger der öffentlichen Jugendhilfe, Träger der Eingliederungshilfe

Das **Neunte Buch (SGB IX)** enthält die Vorschriften für die **Rehabilitation und Teilhabe behinderter Menschen** und wurde als Übergangsrecht zum Jahr 2017 durch Artikel 1 des Bundesteilhabegesetzes vollkommen verändert. Eine wesentliche Veränderung des SGB IX besteht darin, dass die Fachleistungen der Eingliederungshilfe aus dem SGB XII in den zweiten Teil des SGB IX integriert wurden und dieses sich dadurch in ein Leistungsgesetz verwandelt hat. Geregelt hierin sind Leistungen zur medizinischen

Rehabilitation, zur Teilhabe am Arbeitsleben, unterhaltssichernde und andere ergänzende Leistungen sowie Leistungen zur sozialen Teilhabe und neuerdings auch zur Teilhabe an Bildung. Rehabilitationsträger umfassen alle bisher benannten Träger, wie die gesetzlichen Krankenkassen, die Bundesagentur für Arbeit oder die Träger der gesetzlichen Rentenversicherung und Unfallversicherung. In Teil 3 SGB IX werden besondere Regelungen zur Teilhabe schwerbehinderter Menschen beschrieben, die auch psychisch kranken Menschen Leistungen zur Teilhabe bieten können („Schwerbehindertenrecht"). Als schwerbehindert gelten Personen, bei denen längerfristige Funktionseinschränkungen bestehen und der Grad der Behinderung auf mindestens 50 Prozent geschätzt wird. Grundlage der Schweregradeinschätzung bei psychischen Erkrankungen ist das Ausmaß der sozialen Anpassungsschwierigkeiten. Regelungen des Schwerbehindertenrechts umfassen z. B. besondere Bedingungen des Kündigungsschutzes, die Gewährung von Nachteilsausgleich in Zusammenhang mit der Erwerbstätigkeit (z. B. durch Zusatzurlaub), begleitende Hilfen zur Teilhabe am Arbeitsleben (Integrationsprojekte zur Beschäftigung schwerbehinderter Menschen auf dem allgemeinen Arbeitsmarkt (➲ Wörterbuch) und Integrationsfachdienste mit den Aufgaben von Beratung, Unterstützung und Vermittlung schwerbehinderter Menschen). Über die Integrationsämter der Bundesländer werden die für die berufliche Eingliederung wichtigen Integrationsfachdienste (IFD) finanziert.

Die **Ergänzende unabhängige Teilhabeberatung (EUTB)** nach § 32 SGB IX (neue Fassung) zielt auf die Stärkung der Selbstbestimmung von Menschen mit Behinderung und von Behinderung bedrohter Menschen. Das niedrigschwellige Angebot erfolgt unabhängig von Leistungsträgern und -erbringern und kann bereits vor der Beantragung konkreter Leistungen zur Teilhabe erfolgen. In Deutschland existieren inzwischen rund 500 solcher Beratungsstellen.

Bei Bedürftigkeit erhalten psychisch kranke Menschen Versorgungsleistungen, wie z. B. Haushaltshilfen aus Mitteln der **Sozialhilfe,** deren Vorschriften im **Zwölften Buch (SGB XII)** geregelt sind. Unter dem Grundsatz der Nachrangigkeit der Leistungen haben sie Anspruch auf Hilfen zur Gesundheit entsprechend den Vorschriften der Gesetzlichen Krankenversicherung, Eingliederungshilfen zur medizinischen Rehabilitation, zur Teilhabe am Arbeitsleben sowie Hilfen zur Pflege. Zudem werden im SGB XII Hilfen zur Überwindung besonderer sozialer Schwierigkeiten, z. B. bei Wohnungslosigkeit, Suchtproblemen oder zur Wiedereingliederung nach einem Haftaufenthalt definiert.

Bereits mit dem seit 01.01.2008 bestehenden Rechtsanspruch behinderter und von Behinderung bedrohter Menschen auf Leistungen in Form des **Persönlichen Budgets** (§ 29 SGB IX n. F.) hat sich die Möglichkeit der Eigenverantwortung im Umgang mit Teilhabeleistungen erweitert. Die Betroffenen können damit selbst über Einsatzmodalitäten der ihnen zustehenden Mittel unter Berücksichtigung von Zielvereinbarungen entscheiden (im Rahmen eines trägerübergreifenden Budgets können weitere SGB V-Leistungen neben der medizinischen Rehabilitation einbezogen werden). Im Rahmen des Bundesteilhabegesetzes blieb der Inhalt des Paragrafen zum Persönlichen Budget im Wesentlichen unverändert. Die Entscheidung des Leistungsberechtigten über die Gestaltung der Leistungen ist mit dem BTHG zum Grundprinzip der Eingliederungshilfe geworden, sodass das Persönliche Budget nur noch eine Finanzierungsform über Geldleistung oder Gutscheine darstellt.

Die **Integrierte Versorgung** ist ein spezielles Versorgungsmodell in der gesetzlichen Krankenversicherung. Ziel ist es, die Kooperation zwischen den ambulanten und stationären Bereichen zu verbessern und so die Behandlungen zu verbessern. Versicherte werden über die Integrierte Versorgung in fachübergreifenden, vernetzten Strukturen behandelt. Verschiedene Leistungserbringer im Gesundheitswesen, wie z. B. Ärzte, Fachärzte, Krankenhäuser, Ergotherapeuten oder Reha-Kliniken kooperieren miteinander und sprechen sich regelmäßig ab. Die Teilnahme an dem Programm der Integrierten Versorgung steht allen gesetzlich Versicherten offen und ist grundsätzlich freiwillig. Dabei können die Angebote und die Vertragsbedingungen von Krankenkasse zu Krankenkasse stark variieren. Zu den Leistungen können beispielsweise das Fallmanagement, die Erbringung aufsuchender medizinischer, therapeutischer und pflegerischer psychiatrischer Leistungen, sowie eine umfassende Krisenversorgung außerhalb des Krankenhaussettings gehören. Hierzu schließen Krankenkassen mit Leistungserbringern entsprechende Verträge. Auskünfte erhalten Sie bei Ihrer Krankenkasse.

6

Adressen und weiterführende Links

– Internetseite der Bundesarbeitsgemeinschaft für Rehabilitation mit zahlreichen Informationen: ▶ https://www.bar-frankfurt.de/
– Teilhabekompass I und II der DGPPN. Berufliche Integrationsmaßnahmen in Deutschland für Menschen mit schweren psychischen Erkrankungen – neue aktualisierte Version unter Berücksichtigung des Bundesteilhabegesetzes sowie der Teilhabekompass zur sozialen Teilhabe: ▶ https://teilhabekompass.de/
– Wichtige Informationen zum Bundesteilhabegesetz, auch in leichter Sprache, werden auf der Internetseite des Bundesministeriums für Arbeit und Soziales vermittelt: ▶ https://www.bmas.de/DE/Schwerpunkte/Inklusion/bundesteilhabegesetz.html
– Auf der Internetseite „einfach teilhaben" des Bundesministeriums für Arbeit und Soziales finden sich ausführliche Informationen zum persönlichen Budget: ▶ http://www.einfach-teilhaben.de/DE/StdS/Finanz_Leistungen/Pers_Budget/pers_budget_node.html
– Die Ergänzende unabhängige Teilhabeberatung (EUTB) unterstützt und berät Menschen mit Behinderungen, von Behinderung bedrohte Menschen, aber auch deren Angehörige unentgeltlich bundesweit zu Fragen der Rehabilitation und Teilhabe: ▶ https://www.teilhabeberatung.de/

Was Angehörige wissen sollten

© Deutsche Gesellschaft für Psychiatrie und Psychotherapie,
Psychosomatik und Nervenheilkunde 2019
U. Gühne et al., *Psychosoziale Therapien bei schweren psychischen Erkrankungen*,
https://doi.org/10.1007/978-3-662-58740-9_7

Mögliche Belastungen von Angehörigen können vielfältig und schwerwiegend sein. Neben gesundheitlichen und emotionalen Belastungen kann die Erkrankung eines nahen Angehörigen weitreichende Auswirkungen haben, die beispielsweise in beruflichen Nachteilen, in zusätzlichen finanziellen und zeitlichen Aufwendungen oder in der Einschränkung eigener Freizeitgestaltung bestehen können. Oft sind die Beziehungen zu Mitmenschen beeinträchtigt und die Angehörigen erfahren Diskriminierung und Ablehnung. Zu den Angehörigen zählen nicht nur Eltern, sondern auch Geschwister und bei eigenen Familien auch Partner und Kinder (▶ Kap. 8), die betroffen sein können und die auf jeweils unterschiedliche Weise beteiligt, verunsichert und zu unterstützen sind. Zugleich sind Angehörige und die damit verbundene soziale familiäre Einbindung eine wichtige Ressource. Patienten mit eigenen Familien erleben im Allgemeinen einen besseren Krankheitsverlauf.

> 🛑 Angehörige von schwer psychisch kranken Menschen erfahren schwerwiegende und vielfältige Belastungen. Zugleich sind sie eine wichtige Ressource und haben eine wesentliche stabilisierende Funktion. Neben professionellen Entlastungs- und Unterstützungsmöglichkeiten sind deshalb auch Ansätze der selbstorganisierten Angehörigenselbsthilfe zu unterstützen.

Worte an Angehörige

Als Angehörige psychisch kranker Menschen sind Sie in einer schwierigen Situation: Sie wollen helfen und unterstützen und wünschen sich gleichzeitig selbst Hilfe und Unterstützung. Einen nahe stehenden Menschen leiden zu sehen ist schwer. Es kann Ihnen helfen, wenn Sie sich bewusst machen, dass Sie als Angehöriger zwar helfen aber nicht heilen können.

Die Ursachen psychischer Erkrankungen sind vielfältig. Dennoch ist wichtig zu wissen, niemand trägt Schuld an der Erkrankung. Weder Sie noch der Erkrankte. Falls der Arzt oder Psychotherapeut Ihres erkrankten Angehörigen Sie zu einem Paar- oder Familiengespräch einlädt, dient das auch niemals dazu, Schuld zu verteilen, sondern Prozesse und Belastungen aller Beteiligten besser zu verstehen und gemeinsam nach Lösungen zu suchen.

Hilfreich für den erkrankten Angehörigen kann es zum Beispiel sein, wenn Sie ihn in seiner Erkrankung ernst nehmen und Verständnis für seine Situation und seine Gefühle aufbringen. Behüten und umsorgen Sie ihn nicht über Gebühr und lassen Sie ihm so viel Selbstständigkeit wie möglich. Geben Sie ihm aber zu verstehen, dass Sie für ihn da sind, wenn er Sie braucht.

Geben Sie sich und ihrem erkrankten Angehörigen Zeit, vor allem nach einer akuten Phase der Erkrankung. Erwarten Sie nicht ungeduldig große und plötzliche Veränderungen, sondern fördern Sie die „kleinen Schritte nach vorn" und freuen sich an ihnen. Bedenken Sie auch, dass der Erkrankte sich selbst in der Krankheit gesunde Anteile bewahrt und helfen Sie ihm, diese gesunden Anteile zu stärken und zu entwickeln.

Der Umgang mit einem psychisch kranken Menschen kann dazu führen, dass Sie selbst auf vieles verzichten. Auf Dinge, die Ihnen lieb sind, wie Hobbies, Sport, Kontakte, Kultur. Es mag Ihnen evtl. egoistisch erscheinen, dass Sie sich vergnügen, während der andere leidet. Doch damit ist dem Betroffenen nicht geholfen. Wichtig ist, dass Sie auch auf sich selbst Acht geben, um Energie und Kraft zu tanken.

Der Umgang mit einer chronischen schweren Erkrankung ist für Angehörige eine ganz besondere Herausforderung. Wer viel hilft, darf sich zugestehen, auch selber Hilfe in Anspruch zu nehmen, um nicht auszubrennen. Alles, was Sie entlastet, hilft auch dem Angehörigen, um den Sie sich sorgen. Sie haben z. B. die Möglichkeit, sich psychotherapeutische Unterstützung zu suchen, um belastende Situationen besser zu verarbeiten oder Sie nutzen die Angebote von Selbsthilfegruppen für Angehörige (▶ Abschn. 5.3).

(Quellen: ▶ https://www.bapk.de/angebote/rat-fuer-familien.html, ▶ https://www.awmf.org/uploads/tx_szleitlinien/nvl-005p_S3_Unipolare_Depression_2017-05.pdf)

Adressen und weiterführende Links:
- Internetseite des Bundesverbandes der Angehörigen psychisch erkrankter Menschen e. V.: ▶ http://www.bapk.de/
- Angehörigenverbände sind auf regionaler Ebene gut ausgebaut.
- Angehörigen von Menschen mit psychischen Erkrankungen steht beispielsweise auch die Ergänzende unabhängige Teilhabeberatung (EUTB) kostenfrei zu: ▶ https://www.teilhabeberatung.de/

📖 **Lesetipp:** BApK (Hrsg.): „Mit psychischer Krankheit in der Familie leben – Rat und Hilfe für Angehörige" (2014). Dieser Ratgeber informiert umfassend über die häufigsten psychischen Krankheiten, über psychotherapeutische Verfahren sowie über den Einsatz und die Wirkung von Psychopharmaka. Man kann die wichtigsten Rechtsbegriffe nachschlagen und Anlaufstellen im Hilfesystem und der Selbsthilfe finden. Erfahrungen anderer Angehöriger, wie Mütter, Partner oder Kinder psychisch kranker Menschen, entlasten und zeigen, wie man mit wiederkehrenden Problemen und stressigen Situationen besser umgehen kann.

Hilfen für Kinder psychisch kranker und suchtbelasteter Eltern

© Deutsche Gesellschaft für Psychiatrie und Psychotherapie,
Psychosomatik und Nervenheilkunde 2019
U. Gühne et al., *Psychosoziale Therapien bei schweren psychischen Erkrankungen*,
https://doi.org/10.1007/978-3-662-58740-9_8

Kinder von psychisch kranken Eltern sind nicht nur besonderen Herausforderungen im Entwicklungsverlauf ausgesetzt, sondern haben darüber hinaus ein erhöhtes Risiko, selbst eine psychische Erkrankung zu entwickeln. In manchen Familien gelingt die Bewältigung der mit der Erkrankung einhergehenden Belastungen und Konflikte gut; in anderen Familien dagegen weniger gut. Nicht selten kommen weitere Belastungsfaktoren hinzu. Manchmal geraten Eltern auch an ihre Grenzen und fühlen sich in der Begleitung ihrer Kinder überfordert.

Man weiß, dass bestimmte Faktoren dazu beitragen können, die besonderen Belastungen in Zusammenhang mit der Erkrankung gut zu bewältigen.

- Auf Seiten des Kindes können das beispielsweise bestimmte Temperamentsmerkmale wie Flexibilität, Anpassungsvermögen an Veränderungen und eine überwiegend positive Stimmungslage sein. Aber auch Fähigkeiten zur Wahrnehmung und zum Ausdruck von Gefühlen und gute Problemlösefähigkeiten können sich positiv auf die Bewältigung auswirken.
- Innerhalb der Familie spielen beispielsweise die Beziehungsgestaltung und der Umgang mit der Erkrankung in der Familie sowie das Erziehungsverhalten eine bedeutende Rolle.
- Daneben können auch soziale Schutzfaktoren, die außerhalb der Familie liegen, wie beispielsweise die soziale Unterstützung durch andere Personen oder die soziale Einbindung in die Schule, Gemeinde, in Vereine oder die Kirche etc. einen positiven Einfluss haben.

Neben der Reduktion psychosozialer Belastungsfaktoren und der Stärkung unterstützender Faktoren, wie beispielsweise familiärer Zusammenhalt, Beziehungsqualität oder soziales Netzwerk, wird eine altersangemessene Aufklärung und Informationsvermittlung über die psychische Erkrankung der Eltern gegenüber den Kindern und Jugendlichen als bedeutsam erachtet. Diese sollte an den Bedürfnissen und Fragen der Kinder und Jugendlichen anknüpfen und von professioneller Seite unterstützt werden. In Deutschland gibt es mittlerweile verschiedene Aktivitäten, Initiativen und Anlaufstellen für betroffene Familien:

- Informations-, Beratungs- und Therapieangebote für Kinder und Jugendliche, die gleichzeitig für die erkrankten Eltern und ggf. ihre Partner sowie weitere Angehörige zur Verfügung stehen (z. B. Familienberatungsstellen, Jugendamt, Gesundheitsamt)
- Angebote für Kinder und Jugendliche (z. B. gemeinsame Freizeitaktivitäten, spezielle Kinderprojekte, Patenfamilien)
- Unterstützende sowie entlastende Angebote für betroffene Familien (z. B. Erziehungsberatung, ambulante Erziehungshilfen, Wohngemeinschaften für psychisch kranke Eltern und ihre Kinder, stationäre Eltern-Kind-Behandlungen)
- Anlaufstellen für Eltern in akuten Krisen (z. B. Sozialpsychiatrische Dienste)

Adressen und weiterführende Links

- Bundesarbeitsgemeinschaft Kinder psychisch erkrankter Eltern mit zahlreichen Informationen zu Einrichtungen und Projekten, zu Büchern und Broschüren etc.: ▶ http://www.bag-kipe.de/
- Bundesverband der Angehörigen psychisch Kranker e.V. mit speziellen Informationen und Hinweisen auf regionale Angebote für Familien mit einem psychisch erkrankten Elternteil mit Infos für ▶ Kinder, Jugendliche und ▶ Eltern.: ▶ http://www.kipsy.net/
- Internetseite des Kindernetzwerkes mit Lotsenfunktion: ▶ https://www.kindernetzwerk.de/de/
- Internetseite des Vereins KIPKEL – Prävention für Kinder psychisch kranker Eltern. Mit Infos für Kinder und Eltern: ▶ www.kipkel.de
- Internetseite von Netz und Boden – Initiative für Kinder psychisch kranker Eltern ▶ http://www.netz-und-boden.de/regionale-angebote/deutschland-test.html
- Der Verein Seelennot in Hamburg ist Initiator verschiedener Hilfsangebote für psychisch kranke Eltern und ihre Kinder. Website mit vielen Infos für Große und Kleine: ▶ www.seelennot-ev.de
- Der Dachverband Gemeindepsychiatrie e. V. als bundesweiter Zusammenschluss gemeindepsychiatrischer Trägerorganisationen, Selbsthilfe- und Bürgerorganisationen stellt auf seiner Internetseite eine Karte zu regionalen Hilfen für Kinder psychisch kranker Eltern bereit: ▶ http://kinder.mapcms.de/
- Kinder und Jugendtelefon „Nummer gegen Kummer" **116111** anonym und kostenlos vom Handy und Festnetz montags – samstags von 14–20 Uhr
- Elterntelefon „Nummer gegen Kummer" **(0800) 1110550** anonym und Vertraulich, kostenlos in ganz Deutschland (auch vom Handy aus) Beratungszeiten: montags – freitags von 9–11 Uhr, dienstags + donnerstags von 17–19 Uhr

📖**Lesetipp:** Lenz & Wiegand-Grefe: „Ratgeber Kinder psychisch kranker Eltern". Informationen für Betroffene, Eltern, Lehrer und Erzieher. (2016). ISBN: 978-3-8017-2590-7

📖**Lesetipp:** Wirbeleit P & Heidschötter U: Die Wunschperle. Vom Einfluss seelischer Erkrankungen auf Geschwisterkinder. Mit einem Begleitbuch für die Familie. Herausgeber: Bundesverband der Angehörigen psychisch erkrankter Menschen e. V. 1. Auflage 2018. BALANCE buch + medien verlag. ISBN 978-3-86739-921-0

Einige Bemerkungen zum Ende

© Deutsche Gesellschaft für Psychiatrie und Psychotherapie,
Psychosomatik und Nervenheilkunde 2019
U. Gühne et al., *Psychosoziale Therapien bei schweren psychischen Erkrankungen*,
https://doi.org/10.1007/978-3-662-58740-9_9

Die vorliegende Leitlinie weist einige Besonderheiten auf, die eingangs benannt wurden. Aufgrund ihres krankheitsübergreifenden Ansatzes (▶ Abschn. 1.1) handelt es sich bei dieser Leitlinie nicht um eine übliche krankheitsspezifische Leitlinie, wie beispielsweise eine Leitlinie zur Behandlung der Schizophrenie. In einer üblichen diagnosespezifischen Behandlungsleitlinie wird der interessierte Leser über Ursachen, Entstehung, Symptomatik, Diagnostik, Verlauf und Behandlungsmöglichkeiten der beschriebenen Erkrankung informiert. Solche Informationen wird der Leser hier nicht finden.

Es werden in dieser Leitlinie auch keine körperlichen Therapieverfahren (z. B. medikamentöse Behandlung) und psychotherapeutischen Therapien vorgestellt. Selbstverständlich spielen körperliche Therapieverfahren und psychotherapeutische Ansätze eine unverzichtbare Rolle in der Behandlung von Menschen mit schweren psychischen Erkrankungen, nur sind diese nicht Gegenstand dieser Leitlinie. Der interessierte Leser sei deshalb an dieser Stelle an andere Leitlinien verwiesen.

Trotz der angesprochenen Zielgruppe der Menschen mit schweren und chronischen psychischen Erkrankungen geht die vorliegende Leitlinie nicht auf die Behandlung von Suchtstörungen ein, obwohl auch die Suchtstörung oft einen schweren und langen Verlauf nimmt. Auch hierzu wird der Leser auf andere Quellen verwiesen.

9

Adressen und weiterführende Links
Krankheitsspezifische Patienteninformationen zu verschiedenen psychischen Erkrankungen finden Sie z. B. unter folgenden Adressen:
- Patientenleitlinie zur Depression: ▶ https://www.patienten-information.de/patientenleitlinien/patientenleitlinien-nvl/html/depression
- Informationen zur Schizophrenie: ▶ http://kns.kompetenznetz-schizophrenie.info/
- Informationen zur Bipolaren Störung: ▶ http://www.dgbs.de
- Patientenleitlinie zur Behandlung von Angststörungen: ▶ https://www.dgppn.de/_Resources/Persistent/6f8cf3603e295e41e8d-b90c3066e985e9f2f75c9/S3-LL-Angstst%C3%B6rungen_Patientenleitlinie.pdf
- Der Fachverband Sucht e.V. (FVS) ist ein bundesweit tätiger Verband, in dem Einrichtungen zusammengeschlossen sind, die sich der Behandlung, Versorgung und Beratung von Suchtkranken widmen. Auf der Internetseite gibt es zahlreiche Informationen für Betroffene und Angehörige: ▶ https://www.sucht.de/home.html

Serviceteil

Anhang – 76

Anhang

A Kleines Wörterbuch

Akute Krankheitsphase: (lateinisch *„acutus"*, scharf, spitz). „Akut" bezeichnet in der Medizin schnell zum Ausbruch kommende Krankheiten bzw. Krankheitsphasen.

Ambulant: (lateinisch „ambulare" umhergehen, spazieren gehen). Bei einer ambulanten Behandlung kann der Patient unmittelbar oder kurze Zeit nach Beendigung wieder nach Hause gehen. Er wird nicht stationär aufgenommen.

Arbeitsmarkt, allgemeiner und besonderer: Unter dem Begriff „allgemeiner Arbeitsmarkt" versteht man eine abhängige und entlohnte Beschäftigung als Arbeitskraft. Ist eine Beschäftigung zu den Bedingungen des allgemeinen Arbeitsmarktes nicht möglich, gibt es zum Beispiel die Möglichkeit, in einer Werkstatt für behinderte Menschen eine geeignete Beschäftigung zu finden. Dies nennt man den „besonderen Arbeitsmarkt".

Bipolare Erkrankung (auch manisch-depressive Erkrankung) bezeichnet eine psychische Störung. Phasen gedrückter, depressiver Stimmung wechseln mit solcher starker Hochstimmung (Euphorie) und Rastlosigkeit, in denen die Betroffenen häufig den Bezug zur Realität verlieren.

Chronisch (Chronizität): lang anhaltend (langsam verlaufende Entwicklung).

Empowerment bedeutet „Selbstbefähigung", „Stärkung von Autonomie und Eigenmacht".

Ergotherapie (griechisch *„érgon"* Arbeit und *„therapeía"* dienen, Pflege) meint in etwa „Gesundung durch Handeln". Die Ergotherapie gehört zu den medizinischen Heilberufen. Sie soll dem Patienten helfen, eine durch Krankheit, Verletzung oder Behinderung verlorengegangene oder noch nicht vorhandene Handlungsfähigkeit im Alltagsleben (wieder) zu erreichen.

Heilmittel im Sinne des fünften Sozialgesetzbuches sind „persönlich zu erbringende, ärztlich verordnete medizinische Dienstleistungen, die nur von Angehörigen entsprechender Gesundheitsberufe geleistet werden dürfen". Dazu zählen zum Beispiel die Ergotherapie oder die Physiotherapie. Davon grenzen sich die Arzneimittel (Medikamente) und die Hilfsmittel (sächliche Heilmittel wie Gehhilfen oder ähnliches) ab.

Integration: Teilhabe an der Gesellschaft, soziale Eingliederung.

Integrative Bewegungstherapie ist eine körperorientierte psychotherapeutische Methode, die ganz besonders den Körper und seine Bewegungsabläufe in das therapeutische Geschehen einbezieht. Sie geht von der Grundannahme aus, dass mit jedem Gefühl und jedem Gedanken eine innere Bewegung einhergeht, die körperlich empfunden wird und sich auch körperlich äußert. Diese Verbindung von inneren Bewegungen (Empfindungen, Gefühlen, Gedanken) und den ihnen entsprechenden körperlichen Äußerungsformen (Haltungen, Aktionen, Verhaltensweisen usw.) werden durch bewusste Körper- und Bewegungsarbeit verdeutlicht und dem Erleben zugänglich gemacht.

Integrierte Versorgung (§ 140 SGB V): Bei der Integrierten Versorgung werden mit einzelnen oder mehreren Krankenkassen Pauschalen für die Behandlung einer definierten Patientengruppe vereinbart. Definiert werden auch Merkmale sowie spezifische Leistungsinhalte der Behandlung. Da es sich hierbei um Selektivverträge (Einzelverträge zwischen einzelnen Krankenkassen und einzelnen Leistungserbringern) handelt, stellen diese Angebote keine flächendeckende, regelhafte Vollversorgung dar.

Klinische Studie: In einem kontrollierten Umfeld und unter festgelegten Bedingungen wird die Wirkung einer bestimmten medizinischen Behandlung erforscht.

Konzentrative Bewegungstherapie ist eine körperorientierte psychotherapeutische Methode, in der Wahrnehmung und Bewegung als Grundlage des Handelns, Fühlens und Denkens genutzt werden. Im konzentrativen Sich-Bewegen, Sich-Wahrnehmen werden Erinnerungen reaktiviert, die im Laufe des Lebens ihren Körperausdruck in Haltung und Verhalten gefunden haben.

Lichttherapie (synonym Phototherapie) gilt als eine der somatischen Behandlungsformen bei saisonal abhängiger Depression. Das bevorzugte Gerät für die Lichttherapie ist eine Lichtquelle, die weißes, fluoreszierendes Licht abgibt, bei dem der UV-Anteil herausgefiltert wird, und das große Lichtintensitäten erzeugt.

Multiprofessionelles Team: Hierunter wird die Zusammenarbeit verschiedener relevanter Berufsgruppen verstanden (Fachärzte für Psychiatrie und Psychotherapie bzw. Nervenheilkunde, Fachärzte für Psychosomatische Medizin und Psychotherapie, psychiatrische Fachpflege, Psychologen und Psychologische Psychotherapeuten sowie weitere Fachberufe, wie z. B. Ergotherapeuten, Soziotherapeuten, Sozialarbeiter, Sozialpädagogen, Sport- und Bewegungstherapeuten, Therapeuten der künstlerischen Therapieansätze). Regelhaft sind diese Teams in der stationären psychiatrischen und psychosomatischen Behandlung etabliert. Im ambulanten Sektor sind sie zentraler Bestandteil einiger gemeindenaher Behandlungsangebote. Hier sind darüber hinaus Hausärzte, also Fachärzte für Allgemeinmedizin bzw. hausärztlich tätige Fachärzte für innere Medizin und praktische Ärzte an der Behandlung schwer psychisch kranker Patienten beteiligt. Sofern eine Behandlung vor dem 19. Lebensjahr begonnen wurde, zählen auch Kinder- und Jugendpsychotherapeuten und Fachärzte für Kinder- und Jugendpsychiatrie dazu. Durch die Zusammenarbeit fließen Wissen und Erfahrungen aus verschiedenen Fachbereichen zusammen und ein regelmäßiger Austausch im Team ermöglicht eine gezielte Behandlung der Patienten.

Nachteilsausgleich kann zum Ausgleich behinderungsbedingter Nachteile geltend gemacht werden. Nachteilsausgleiche sind z. B. unentgeltliche Beförderung im öffentlichen Personenverkehr ("Freifahrt"), steuerliche Erleichterungen, parken (Benutzung von Behindertenparkplätzen, Parkerleichterungen), Vergünstigungen bei Bussen und Bahnen, Rundfunkgebührenbefreiung oder ein ermäßigter Eintritt zu Veranstaltungen. Im Arbeitsleben können Zusatzurlaub und Kündigungsschutz gewährt werden. Sie sind abhängig vom Merkzeichen und vom Grad der Behinderung (GdB) und werden durch den Schwerbehindertenausweis nachgewiesen. Nachteilsausgleiche sind im SGB IX, aber auch in anderen Vorschriften geregelt, zum Beispiel im Steuerrecht.

Partizipation: Teilnahme, Teilhaben z. B. an Entscheidungsfindungen.

Psychopharmakotherapie: Behandlung mit seelisch wirksamen Medikamenten (z. B. Antidepressiva, Neuroleptika).

Psychiater (griechisch *„psyche"* Seele, Leben und *„iatros"* Arzt). Facharzt für Psychiatrie, studierter Mediziner mit Berufszulassung (Approbation) als Arzt, der nach dem Studium eine fünfjährige Weiterbildung in Psychiatrie (4 Jahre) und Neurologie (1 Jahr) gemacht und eine Facharztprüfung abgelegt hat. Psychotherapie ist Bestandteil der Weiterbildung.

Psychoanalyse (griechisch *„psyche"* Seele und *„analysis"* Zerlegung) ist ein Erklärungsmodell in der Psychologie. Die von Sigmund Freud um 1890 entwickelte Theorie geht davon aus, dass bestimmte Verhaltensmuster unbewusste Ursachen haben. Mit einer psychoanalytischen Therapie können diese bewusst gemacht und verständlich werden.

Psychologe (griechisch *„psyche"* Seele und *„logos"* Wort, Lehre) ist die Berufsbezeichnung von Menschen, die ein Psychologiestudium abgeschlossen haben (Diplom, Bachelor oder Master). Psychologen können auch als „Psychologische Psychotherapeuten" an der Versorgung psychischer Erkrankungen beteiligt sein, wenn sie eine staatlich geregelte, etwa dreijährige Zusatzausbildung als Psychotherapeut gemacht haben.

Psychosoziale Interventionen zielen darauf, den erkrankten Menschen in seiner Gesamtheit und in seinem sozialen Gefüge mit all seinen Wünschen, Zweifeln, Bedürfnissen, Hoffnungen und eigenen Zielen zu sehen. Dabei stehen nicht die Diagnose und die Behandlung assoziierter Symptome im Vordergrund, sondern eine verbesserte Teilhabe der Betroffenen am gesellschaftlichen Leben, ein Höchstmaß an möglicher Eigenständigkeit und eine verbesserte Lebensqualität. Im günstigsten Falle finden psychosoziale Interventionen unter Berücksichtigung von sozialen Faktoren und unter Benutzung von sozialen Beziehungen im Lebenskontext der Betroffenen statt.

Psychotherapie (griechisch *„psyche"* Seele und *„therapeia"* Dienen, Pflege) wird als Oberbegriff für alle Verfahren benutzt, die ohne den Einsatz von Medikamenten psychische Erkrankungen, Beeinträchtigungen oder Verhaltensstörungen behandeln. Dabei kommen vielfältige Methoden zum Einsatz.

Psychotherapeut: Als Psychotherapeuten sind entweder Ärzte oder Psychologen tätig, die jeweils eine Zusatzausbildung in Psychotherapie gemacht haben. Bei Fachärzten für Psychiatrie und Fachärzten für Psychosomatische Medizin und Psychotherapie ist die Psychotherapie fester Bestandteil der ärztlichen Weiterbildung.

Recovery übersetzt: „Genesung" oder „Wiedergesundung", in der Psychiatrie benutzt als Synonym für das Potential psychisch erkrankter Menschen, auch nach einer schweren Krise ein erfülltes, teilhabendes und selbstbestimmtes Leben führen zu können

Rehabilitation (lateinisch „re" wieder und „habilitas" Geschicklichkeit, Tauglichkeit) Wiederbefähigung. Unter Rehabilitation werden alle medizinischen, psychotherapeutischen, sozialen und beruflichen Maßnahmen zusammengefasst, die eine Wiedereingliederung eines Kranken in Familie, Gesellschaft und Berufsleben zum Ziel haben. Diese Maßnahmen sollen es den Patienten ermöglichen, besser mit krankheitsbedingten Problemen fertig zu werden und am gesellschaftlichen Leben teilzuhaben.

Soteria-Einrichtungen: Im psychiatrischen Sinne stammt der Begriff Soteria (altgriechisch Wohl, Bewahrung, Rettung, Heil) aus der psychiatriekritischen Bewegung der siebziger Jahre. Zuerst wurde in Kalifornien eine wohngemeinschaftsähnliche Einrichtung als alternative Behandlungsform zur Klinik errichtet. Dort wurden schizophren erkrankte Menschen durch ihre Psychose begleitet. Heute gibt es in Deutschland wenige Soteria-Einrichtungen. Allerdings konnten in einigen psychiatrischen Kliniken sogenannte „Soteria-Elemente" in den klinischen Alltag integriert werden. Dies bedeutet in der Regel, dass diese Stationen offen geführt und wohnlicher eingerichtet werden. Insbesondere wird dort die therapeutische Beziehung zum Patienten in den Mittelpunkt gestellt.

Soziale Kompetenz: Befähigung zur gesellschaftlichen Rollenfindung und – ausübung.

Stationär (von lateinisch „*statio*" Stillstehen) heißt so viel wie „fest verortet, stillstehend, bleibend". Das Wort bezeichnet in der Medizin die Versorgung von Patienten, die für einen längeren Zeitraum fest im Krankenhaus oder einer Rehaklinik bleiben (und auch da übernachten). Das Gegenteil ist die „ambulante" Versorgung, bei der Patienten zur Behandlung eine Praxis oder die Ambulanz eines Krankenhauses aufsuchen und danach wieder nach Hause gehen.

Stigmatisierung bezeichnet einen Prozess, in dessen Verlauf innerhalb einer Gesellschaft bestimmte äußere Merkmale von Personen und Gruppen, zum Beispiel eine sichtbare Behinderung, mit negativen Bewertungen belegt und die Betroffenen in eine Randgruppenposition gedrängt werden. Ein stigmatisierter Mensch ist diesem Prozess meistens hilflos ausgeliefert und wird die ihm zugeschriebene negative Bewertung im Normalfall allmählich verinnerlichen. Dies hat zur Folge, dass der Betroffene sich selbst als unzulänglich erlebt.

Symptom (griechisch „*syn*" zusammen, „*ptoma*" Fall, Zusammenfall, Begleiterscheinung) bezeichnet in der Medizin und der Psychologie Zeichen, die auf das Vorhandensein einer bestimmten Erkrankung hinweisen.

Tiefenpsychologie ist die zusammenfassende Bezeichnung für psychologische und psychotherapeutische Ansätze, die unbewussten seelischen Vorgängen einen zentralen Stellenwert für die Erklärung menschlichen Verhaltens und Erlebens beimessen.

Verhaltenstherapie: Bei der Verhaltenstherapie soll der Patient darin gestärkt werden, selbst mit seiner Erkrankung umzugehen. Durch die Unterstützung des Psychotherapeuten werden die Ursachen und die aufrechterhaltenden Bedingungen seiner Erkrankung herausgearbeitet. Gemeinsam werden alternative Denk- und Verhaltensmöglichkeiten entwickelt, erprobt und erlernt, mit denen der Betroffene zukünftig besser zurechtkommt.

Wachtherapie: (synonym Schlafentzugstherapie). Ein partieller Schlafentzug in der zweiten Nachthälfte beziehungsweise vollständiger Schlafentzug kann bei depressiven Erkrankungen zur Besserung der depressiven Symptomatik führen. Angesichts ihrer relativ leichten Umsetzbarkeit in einem ambulanten oder stationären Setting, Nichtinvasivität und raschen Wirkung kann die Wachtherapie als ein die antidepressive Therapie ergänzendes Element eingesetzt werden (vgl. Nationale Versorgungsleitlinie Depression).

B An der Entwicklung der Leitlinie beteiligte Organisationen

Am Entwicklungsprozess beteiligt waren folgende Organisationen (in alphabetischer Reihenfolge):

ACKPA	Arbeitskreis für Chefärztinnen und Chefärzte der Kliniken für Psychiatrie und Psychotherapie an Allgemeinkrankenhäusern in Deutschland
APK	Aktion Psychisch Kranke e. V.
BAG BBW	Bundesarbeitsgemeinschaft der Berufsbildungswerke e. V.
BAG BTZ	Bundesarbeitsgemeinschaft Beruflicher Trainingszentren e. V.
BAG GPV	Bundesarbeitsgemeinschaft Gemeindepsychiatrischer Verbünde e. V.
BAG IF	Bundesarbeitsgemeinschaft Integrationsfirmen e. V.
BAG KT	Bundesarbeitsgemeinschaft Künstlerische Therapien e. V.
BAG PIA	Bundesarbeitsgemeinschaft Psychiatrische Institutsambulanzen der Bundesdirektorenkonferenz
BAG RPK	Bundesarbeitsgemeinschaft Rehabilitation psychisch kranker Menschen e. V.
BAG UB	Bundesarbeitsgemeinschaft für Unterstützte Beschäftigung e. V.
BAG WfbM	Bundesarbeitsgemeinschaft Werkstätten für behinderte Menschen e. V.
BApK	Bundesverband der Angehörigen psychisch erkrankter Menschen e.V.
BAPP	Bundesinitiative ambulante psychiatrische Pflege e. V.
BDK	Bundesdirektorenkonferenz Psychiatrischer Krankenhäuser
BDP	Berufsverband Deutscher Psychologinnen und Psychologen e. V.
BFLK	Bundesfachvereinigung Leitender Krankenpflegepersonen der Psychiatrie (BFLK) e. V.
BFW	Bundesverband Deutscher Berufsförderungswerke e. V.
BKT	Bundesverband für Künstlerische Therapien e. V.
BPE	Bundesverband Psychiatrie-Erfahrener e. V.
BPtK	Bundespsychotherapeutenkammer
BVDN	Berufsverband Deutscher Nervenärzte e. V.
BVDP	Berufsverband Deutscher Psychiater e. V.
Bvvp	Bundesverband der Vertragspsychotherapeuten e. V.
DBSH	Deutscher Berufsverband für Soziale Arbeit e. V.
DEGAM	Deutsche Gesellschaft für Allgemeinmedizin und Familienmedizin e. V.

DFPP	Deutsche Fachgesellschaft Psychiatrische Pflege
DGBP	Deutsche Gesellschaft für Biologische Psychiatrie e. V.
DGGPP	Deutsche Gesellschaft für Gerontopsychiatrie und -psychotherapie e. V.
DGKJP	Deutsche Gesellschaft für Kinder- und Jugendpsychiatrie, Psychosomatik und Psychotherapie e. V.
DGPE	Deutsche Gesellschaft für Psychoedukation e. V.
DGPPN	Deutsche Gesellschaft für Psychiatrie und Psychotherapie, Psychosomatik und Nervenheilkunde
DGS	Deutsche Gesellschaft für Suizidprävention e. V.
DGSP	Deutsche Gesellschaft für Soziale Psychiatrie e. V.
DGVT	Deutsche Gesellschaft für Verhaltenstherapie e. V.
DHS	Deutsche Hauptstelle für Suchtfragen e. V.
DTGPP	Deutsch türkische Gesellschaft für Psychiatrie, Psychotherapie und psychosoziale Gesundheit e. V.
DVE	Deutscher Verband der Ergotherapeuten e. V.
DVGS	Deutscher Verband für Gesundheitssport und Sporttherapie e. V.
EX-IN	EX-IN Deutschland e. V.
LVPE RLP	Landesverband Psychiatrie Erfahrener Rheinland-Pfalz e. V.
VKD	Verband der Krankenhausdirektoren Deutschlands e. V./Fachgruppe Psychiatrie
	Berufsverband der Soziotherapeuten e. V.
	Dachverband Gemeindepsychiatrie e. V.

Beratende Wissenschaftler:

Themenbereich	Experten
Angehörigen-Experten (NEU)	Janine Berg-Peer Gudrun Schliebener Sibylle Glauser
Arbeit	PD Dr. Holger Hoffmann Prof. Dr. Thomas Reker Prof. Dr. Andreas Bechdolf
Empowerment und Recovery	Prof. Dr. Michaela Amering Prof. Dr. Reinhold Kilian

(Fortsetzung)

Themenbereich	Experten
Ergotherapie	PD Dr. Thomas Reuster PD Dr. Matthias Schützwohl
Gesundheitssystem-Perspektive	Prof. Dr. Arno Deister Prof. Dr. Tilman Steinert
Gesundheitsökonomie-Perspektive	Prof. Dr. Hans-Helmut König Dr. Alexander Konnopka
Klinische Relevanz & Außenperspektive	Prof. Dr. Andreas Heinz Prof. Dr. Rainer Hellweg
Perspektive der Pflege- und Gesund-heitsfachberufe	Dorothea Jäckel Dr. phil. habil. Dirk Richter
Perspektive Teilhabe am sozialen Leben und Sozialrecht	Prof. Dr. Heinrich Kunze Prof. Dr. Gerhard Längle
Primärmedizin/Hausarztversorgung und schwere psychische Erkrankungen (NEU)	Dr. Ilka Aden Prof. Dr. Nils Schneider
Psychoedukation	Prof. Dr. Josef Bäuml PD Dr. Gabi Pitschel-Walz
Rehabilitation (NEU)	Prof. Dr. Hans-Joachim Salize Prof. Dr. Katarina Stengler
Transkulturelle Psychiatrie und Migrationsaspekte	PD Dr. med. Iris Tatjana Graef-Calliess Prof. Dr. Wielant Machleidt
Trialog und User involvement (Erweitert)	Prof. Dr. Thomas Bock Ruth Fricke Gyöngyvér Sielaff Jörg Utschakowski
Vernetzung von Hilfen	Dr. Stefan Bartusch Dr. Hermann Elgeti
Wohnen	Dr. Manfred Moos Matthias Rosemann Prof. Dr. Dr. Manfred Wolfersdorf

C Lesermeinung

✂...

Sie können uns dabei unterstützen, diese Patienten-und Angehörigenleitlinie weiter zu verbessern. Ihre Anmerkungen und Fragen werden wir bei der nächsten Überarbeitung berücksichtigen. Trennen Sie einfach dieses und das nächste Blatt heraus und senden Sie die Blätter bitte an:

DGPPN
Geschäftsstelle Berlin
Stichwort "S3-Leitlinie Psychosoziale Therapien bei schweren psychischen Störungen"
Reinhardtstraße 27B
10117 Berlin

Telefon: 030-240 477 20
Fax: 030-240 477 229

Wie sind Sie auf die Patientenleitlinie Psychosoziale Therapien bei schweren psychischen Erkrankungen aufmerksam geworden?

☐ Im Internet (Suchmaschine)

☐ Gedruckte Anzeige / Broschüre (Wo? Welche?):

☐ Organisation / Arbeitsgruppe (Welche?):

☐ Ihre Ärztin / Ihr Arzt oder andere Behandler und beratende Einrichtungen haben Ihnen diese Broschüre empfohlen (Wer?):

☐ Sonstiges, bitte näher bezeichnen:

Was an dieser Patientenleitlinie hat Ihnen gefallen / Was war hilfreich für Sie?

Was an dieser Patientenleitlinie hat Ihnen nicht gefallen / Was war wenig hilfreich für Sie?

Was hätten Sie sich noch von dieser Patienteninformation gewünscht?

Printed in the United States
By Bookmasters